温水瓶经络按摩法

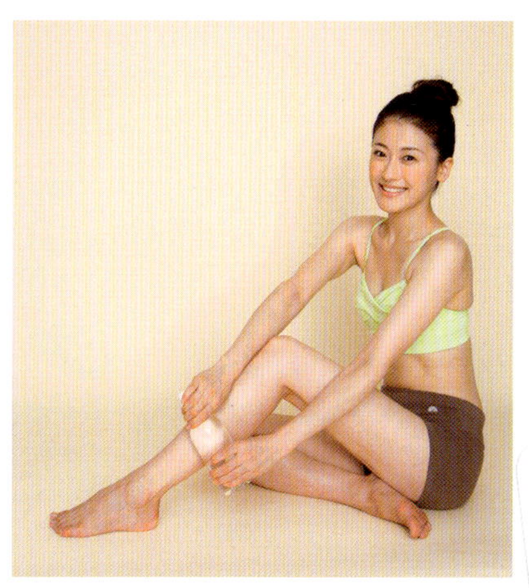

【日】薄井 理惠　著

鞠向超　译

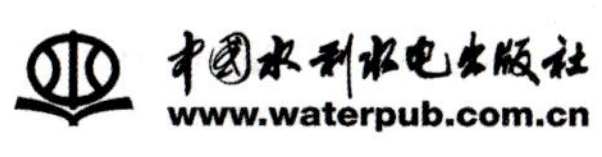

·北京·

Prologue

前言

自我保健“治未病”

在整天繁忙的现代社会，人们过分自信地认为忙碌的生活便是“健康的证明”，大多数人一直到生病后才开始意识到“健康”的重要性。在东方医学上，有一种思想叫“治未病”。它是指在被诊断为患病的前期阶段，也就是只是感觉身体有不适感，但还不至于到医院就诊的程度，在被称作“未病”的状态下进行治疗。

我以“治未病”为理念，累积了 19 年的经络临床治疗经验。我确信通过日常的治疗，来调整经络中气血的运行，便能改善身体的不适症状。我常年在想，对于忙碌的现代人而言，应该采用这种简易可行的自我保健。

透过震灾志愿者活动

切身经历过震灾志愿者活动强化了我的这个想法。在无所适从的避难所里生活，连咳嗽一声都要顾虑四周的环境，处于身心俱疲状态下的受灾者们，在自己自由支配的时间里不愿给任何人造成不便，若有能治愈自己身体和心理的方法，这该是多么有意义的事!

因此，用我坚持了多年的经络治疗法，让大家体验了利用“刮痧”石，通过按摩经络和穴位，来消除各式各样的烦恼。还有，在志愿者的现场活动期间，探寻出在没有“刮痧”石的情况下，仍可以达到同样功效、操作简便的方法，即使用“水瓶”进行按摩。而且，水瓶中倒入热水后可以在一定时间内保持一定的温度，功效更加显著。

随时随地都能进行温水瓶按摩法

另外，用“刮痧”石够不着的后背护理如果使用水瓶的话，自己就能进行护理。在震灾志愿者活动中很受欢迎地通过经络按摩法达到的“美容”效果，也可以用温水瓶来实现。随处可见的水瓶竟能作为如此优秀的按摩器具而被使用，那种惊讶之情我至今还记忆犹新。

我在探究哪种形状的水瓶最合适、哪个部位使用效果更好时经过多次失败，最终确立了一套最适用的方法。我希望每个人都能身心健康、朝气蓬勃地生活，从早晨起床起到夜晚就寝前，无论何时何地都能进行自我保健，因此撰写了这本书。不仅针对有症状表现，或者以美容为重心的人群的护理，如果普通人也能做到像刷牙一样形成早晚按摩的习惯就太好了。

薄井 理惠

Contents

目录

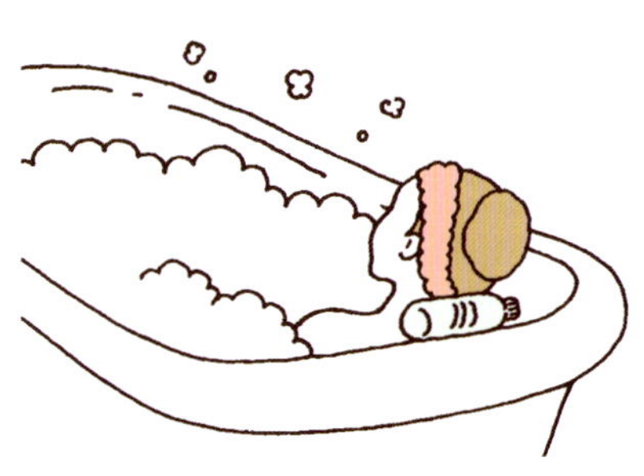

Part1 无论清晨或夜晚，就想用温水瓶经络按摩法

Part2 身体各种生理不调的救星 温水瓶经络按摩法

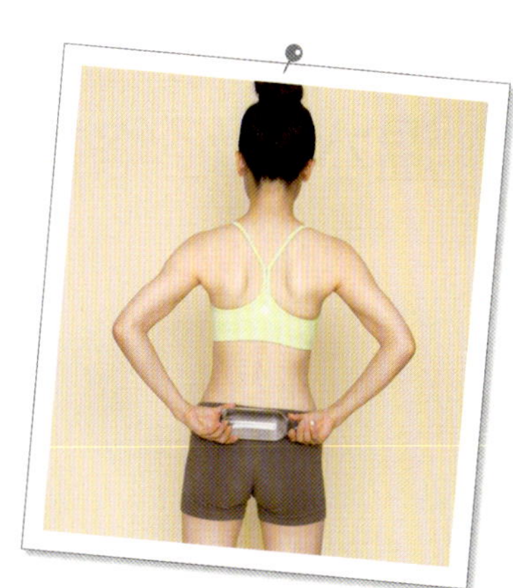

Contents

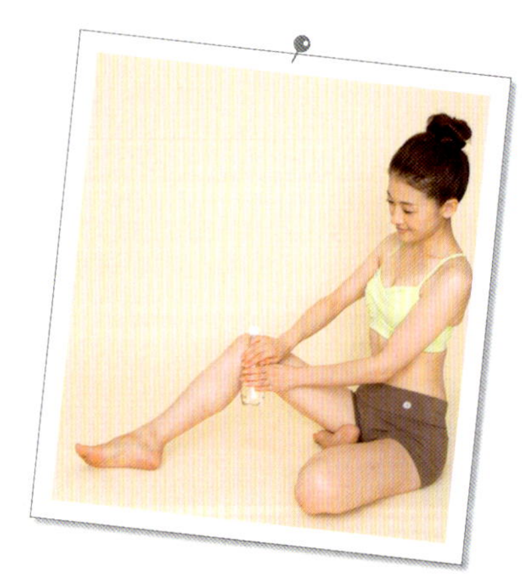

Column

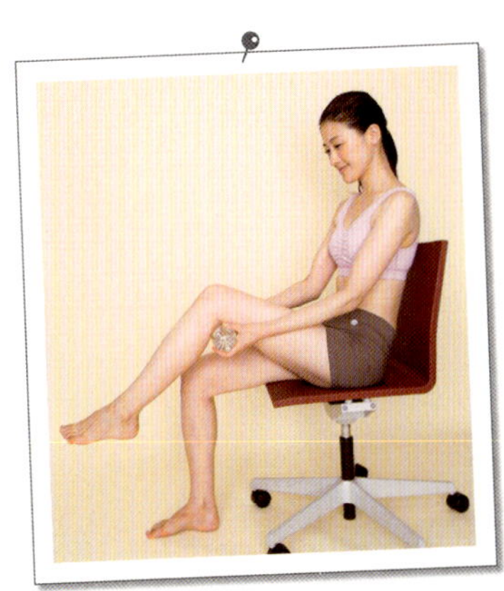

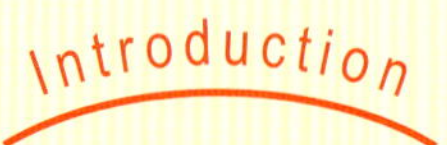

什么是“温水瓶经络按摩法”？

也许在无意间你已经形成了慢性不调……

受凉可能是造成经常腰痛的原因

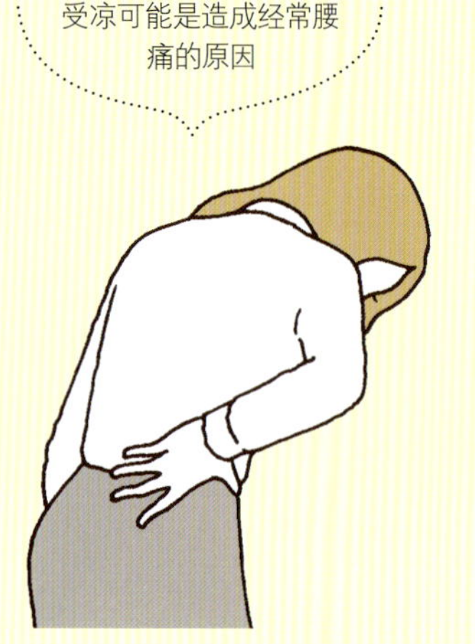

过度使用电脑可能造成肩膀僵硬

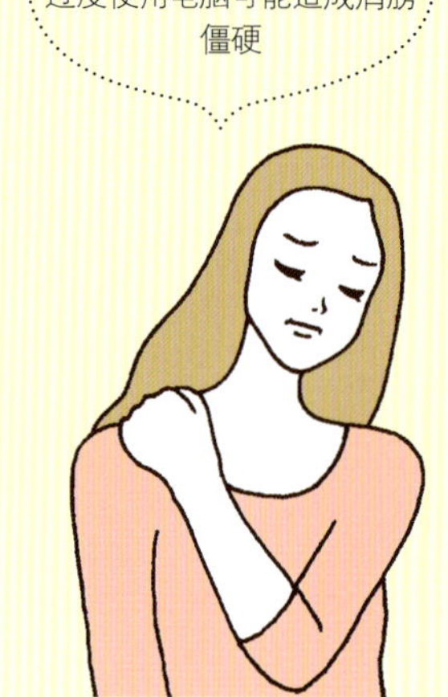

不知为何总觉得头很沉重，全身乏力

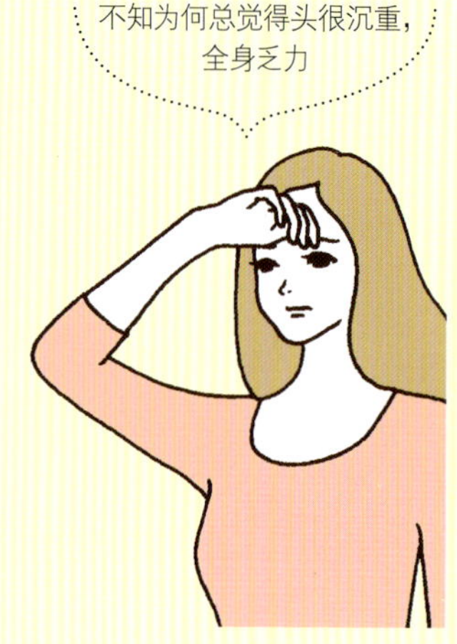

大多数人身体都如图那样有些大大小小的不舒服。但觉得还没必要去看医生，去按摩院或者理疗院的话，不但花时间也费钱。这么想着，时光流逝，不知不觉就被耽误了，再察觉时已经变成了慢性不调。成为未病状态后，直到某天，才发现已经不能健康地生活了。

因此，教授给大家简易可行的，无论何时何地即便没有专业知识也无妨的，不用耗费大量金钱的保健方法。

仅仅利用身边装有热水的水瓶同时进行

温暖热敷＋按摩，这就是使用宝特瓶的按摩。

水温及宝特瓶的选取，请参考第11页。
操作方法简易，温暖按摩使效果倍增。

老师现身说法 温水瓶经络按摩法的功效与优点

为何要用温暖的宝特瓶？会出现什么样的效果？

总归来说，按摩有各式各样的种类，本书中介绍的按摩在东方医学的思维中，是以按摩生命能量通道的经络为基础。穴位按摩是需要先找到精准位置，再进行按压；经络则不同，它是线，仅仅只是按摩这条线，谁都能够轻松做到。关于经络的详细内容，请参照第12页“经络的基本原理”。

按摩使人全身通畅。身体暖和起来后，会感觉更加舒畅。所以，我们考虑应该采用温暖的按摩，于是，提出了温水瓶按摩法的方案。通过温暖的宝特瓶按摩，能够使血管扩张，促进血液循环，从而增加血液传递到内脏与肌肉的供氧量，补充营养，促进内脏更健康地运作。还能缓解肌肉僵硬，排解紧张压力，使得身体轻松舒畅，心情愉悦。

无需找穴位点，只需按摩经络这条线，简单

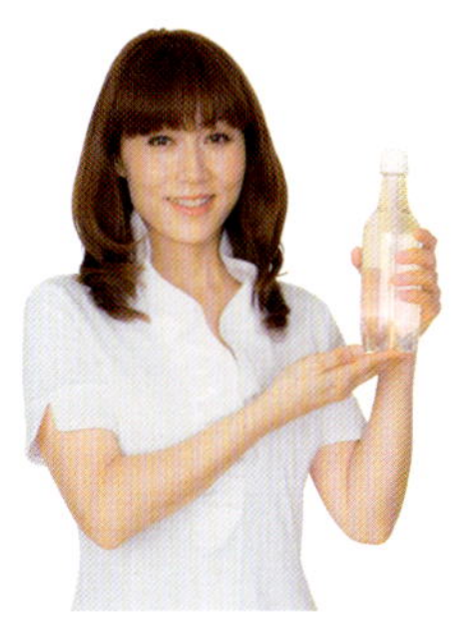

温水瓶还有一个优点，它还能做背部护理

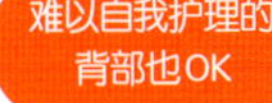

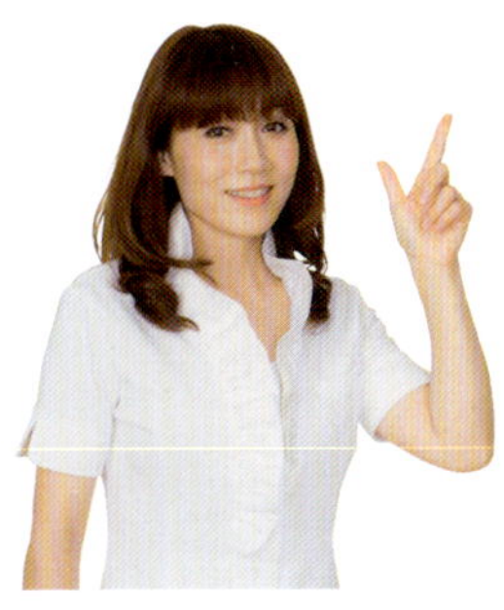

在自我护理中最大的障碍就是“背部”。这个位置，一般用自己的手是很难接触到的。但是，利用温水瓶和椅子就能轻松做到背部护理。

“背部”其实是人体非常重要的部位。背部正中央，背骨两侧，上下游走着连接与自律神经密不可分的自律神经干。在东方医学的学说中，背骨上集聚了调整全身经络、穴位的重要神经（参考第14、15页），在针灸派系中，还有以治疗背骨周围为主的流派。另外，肩胛骨附近聚集了很多控制肌肉起始、停止的神经。通过按摩背骨和肩胛骨，可以有效地缓解慢性肩膀僵硬、颈椎僵硬、视力疲劳、情绪紧张等症状。

随时随地都可以进行温水瓶经络按摩法

1 既要养育孩子，还得兼顾工作，这个时代辛劳的母亲

每天为了照顾小孩而全力奋斗中，趁孩子空闲时，稍微往电脑旁一座，却感觉肩膀僵硬。为了照看小孩，也没有时间去做按摩!

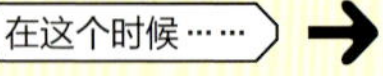

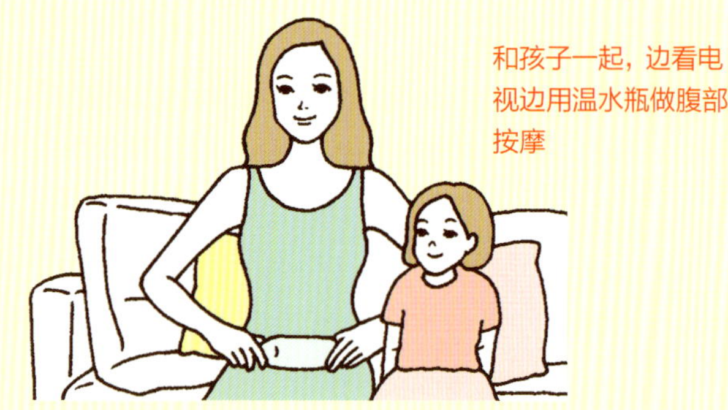

和孩子一起，边看电视边用温水瓶做腹部按摩

2 朝气蓬勃的办公室白领

一直保持同样姿势，容易造成肩颈疼痛，每天长时间坐在办公室，下半身也容易受凉。在上班过程中，有没有好的解决办法呢?

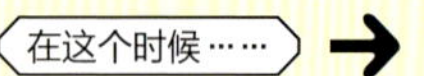

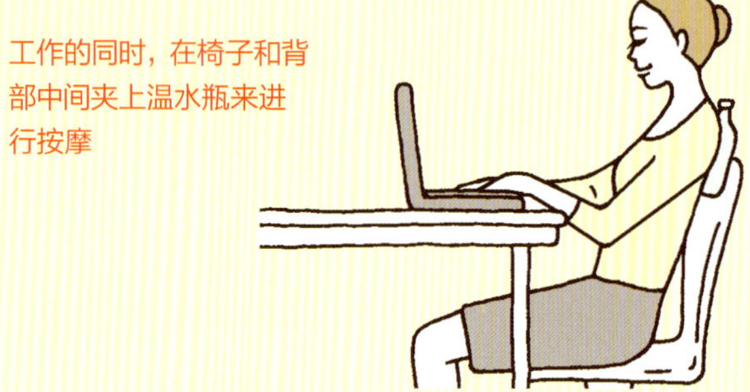

工作的同时，在椅子和背部中间夹上温水瓶来进行按摩

3 晚上的沐浴，唯一能让人放松的时间

沐浴，是一天中能好好享受，让人最愉快的时间。好想泡在浴缸里按摩。

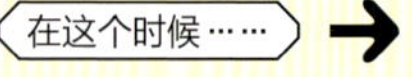

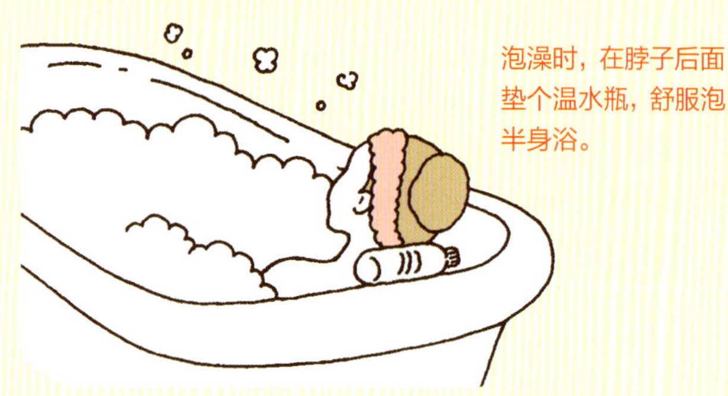

泡澡时，在脖子后面垫个温水瓶，舒服泡半身浴。

养成习惯

早、晚的温水瓶按摩法

白天使交感神经、夜晚使副交感神经充分活动，一整天都能通体舒畅。晚上，身体也能慢慢地得到休养。本书中首先介绍的是，每天例行惯例按摩“早晚的热身与温水瓶按摩法”，从第18页开始；接着是，针对每个不舒适的症状，对应按摩“身体各种生理不调的救星的温水瓶按摩法”，从第34页开始；还有女性很感兴趣的主题“塑造美丽的温水瓶经络按摩法”，从第74页开始，由这三部分构成。

温水瓶经络按摩法的注意事项和基本动作

推荐的宝特瓶的形状

最合适的宝特瓶，是底部有凹凸起支脚的碳酸饮料用的宝特瓶。瓶身凹陷变形的宝特瓶不适合。

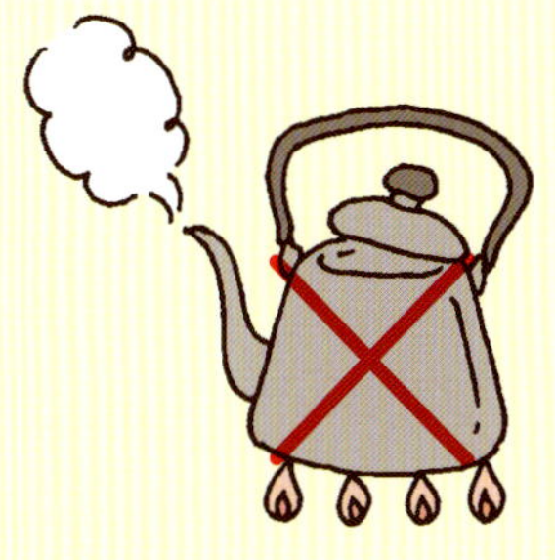
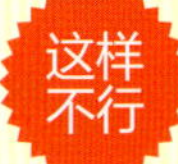

绝对不能倒入开水

宝特瓶中加入热水

宝特瓶中倒入热水。为了保证一定容量，一定温度的热水，容器的温度设定最好在42℃、43℃左右。一定要盖紧瓶盖，热水绝对不能漏出来，避免被烫伤的危险。在洗澡的情况下，可以直接倒入洗澡水。

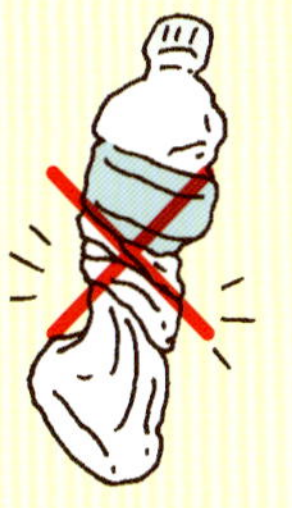

变形的宝特瓶不行

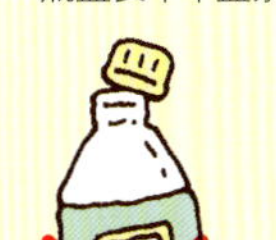
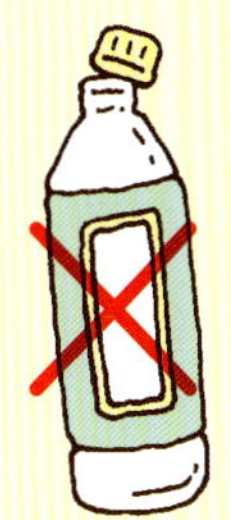

瓶盖要牢牢盖紧

使用部位和基本动作

在本书的各种按摩方法中，温水瓶的使用部位和按摩的基本动作将在下文中以图片形式表现。

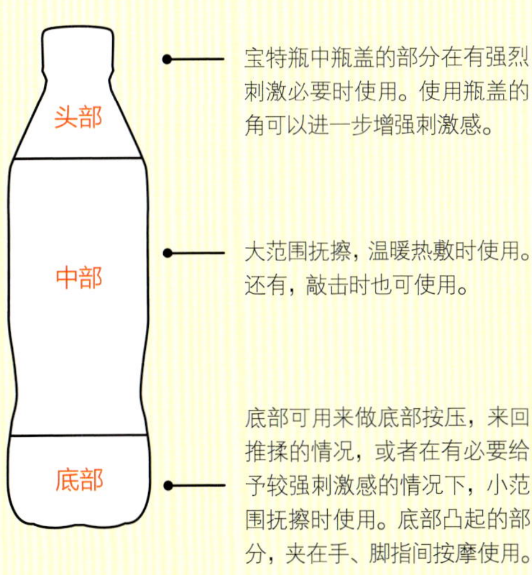

宝特瓶中瓶盖的部分在有强烈刺激必要时使用。使用瓶盖的角可以进一步增强刺激感。

大范围抚擦，温暖热敷时使用。还有，敲击时也可使用。

底部可用来做底部按压，来回推揉的情况，或者在有必要给予较强刺激感的情况下，小范围抚擦时使用。底部凸起的部分，夹在手、脚指间按摩使用。

抚擦 **滚动**

在促使经络中气血流通时，促进淋巴和血液循环时使用。这是使用频率最高的动作。

按压 **来回推揉**

按压穴位，来回推揉，从而给予大面积刺激，放松肌肉。

敲打

对按压难度大的部位，用一定的力道敲打可以促进血液循环，在增强肌力的情况下使用。

温暖热敷

丹田（下腹部）、关节附近、大血管以及淋巴结所在处等，特别是身体中温暖热敷就能起作用的部位。

基本动作是一边做深呼吸，一边左右两侧循环按摩。不用太拘泥于规定的标准次数，可以做到按摩部位发热为止。

Theory 什么是“经络”？ 什么是“穴位”？

温水瓶经络按摩法，是东方医学中经络和穴位护理的应用。为何有益于身体，我来说明下这其中的原理。

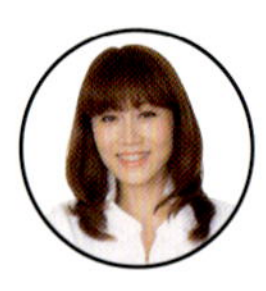

所谓经络，东方医学中说，它是遍布全身能量（气血）运行的通道。

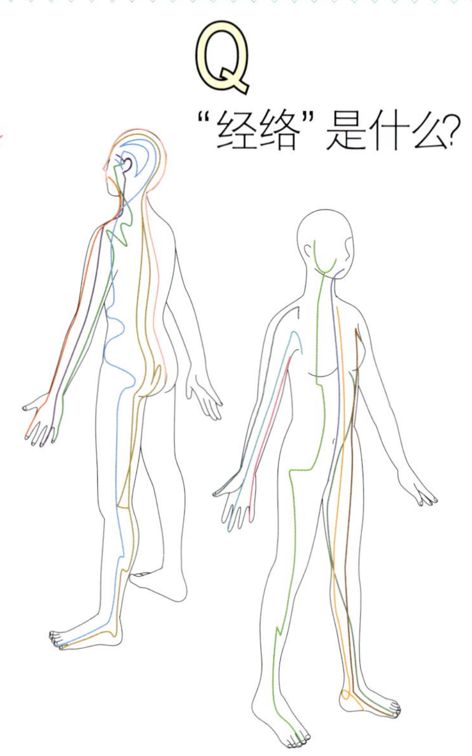

以五脏六腑命名的十二条主要经络将脏腑与体表相连，运行至全身上下各处。还有两条特殊经络，身体正面中央的任脉和背面中央的督脉。这两条经络的任务是为十二正经调节能量（参照第14、15页）。

经络中有运行五脏六腑生命活动的营养能量——“气血”。气血经由内脏连接到体表的经络，运送到身体各处。由压力、疲劳、暴饮暴食、气候变化等因素造成的气血不通，会使经络循环变差，导致身体出现不适。

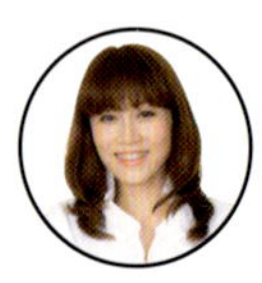

所谓穴位，分布在气血运行通道的经络上，是容易积压气血，也容易起反应的节点。

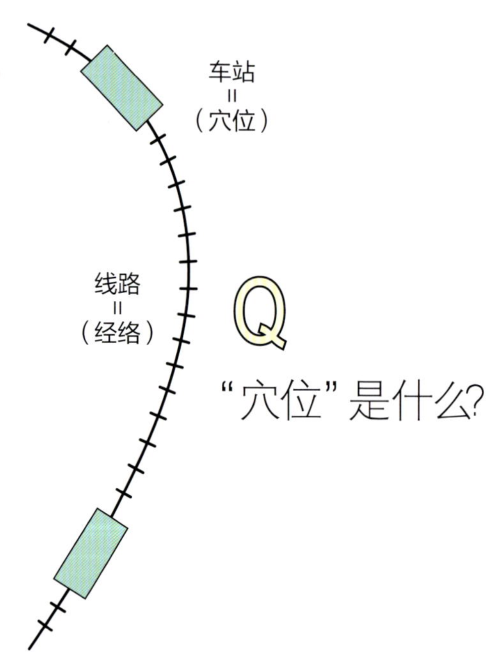

如果将经络比喻成电车的线路，穴位就是经络这条线路上的车站。这条叫经络的线路，遍布全身各处，一旦身体某处发生异常，这条线路（经络）上的某个车站（穴位），会出现酸、痛、发红等不适（症状）。

例如，吃得过多导致胃胀、不消化时，按压距离胃较远的，位于胃经上足部的穴位，症状就能得到改善。因此，穴位的角色就像镜子一样，是能反应出身体异状时的部位。而且，刺激相应的穴位，还能改善不适症状。比如上面这个例子中，按压胃经位于体表的穴位，能够达到缓解消除症状的效果。

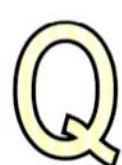

“经络的远程操作”是什么？

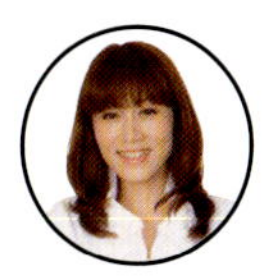

所谓经络的远程操作是指，在出现症状的经络上较远的位置进行护理后，会出现相应的效果。

在本书标明的按摩方法中，例如“颈部僵硬却按摩手臂”“腰痛却按摩脚或手”“头痛却按摩脚”等等，乍看之下，按摩着与症状毫无关系的位置不免心存疑问，认为这是不可思议的事，但是，其实这就是活用了东方医学中的经络按摩的要领。

比如以颈部僵硬的例子来说明。颈部一旦僵硬，通过颈部的经络循环就会变差。因此，刺激颈部可以缓解疼痛感，一般会直接用手拍打痛处，这是最基本的应对处理，无论是谁都可以做到。在本书的按摩法中，颈部疼痛对应的护理部位在手臂，这是因为有两条叫三焦经、小肠经的经络，通过颈部，流经手臂，即使距离颈部很远，也能发挥效果。手臂上也存在很多重要的穴位，对其按摩刺激对改善症状有明显成效，这就叫做经络的远程操作。

“不是点而是线”

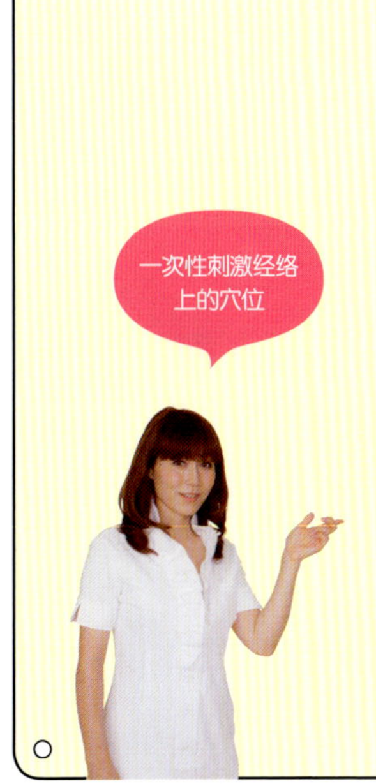

一次性刺激经络上的穴位

WHO（世界卫生组织）已经认定，人的身体存在穴位，总共有361个穴位。要记住所有穴位的位置及其功效，对于针灸师而言并非易事。而且，穴位相当于点，要用精准力道按压到位也不是一件简单的事。

因此，本书中，运用温水瓶按摩法可以一次性刺激（通畅）经络线上的众多穴位。这样的话，没必要一个个查找穴位，既便于记忆，操作起来又简单，任谁都能做到，这就是它的好处。

不过，在这里，我以治疗家身份建议大家无论如何也要记住一些穴位，它们都是经过严格筛选后，确实能让人实际感受到成效的一些穴位。例如，在十二正经起始和终止部位的手脚上，集中了很多重要穴位。位于手脚上的要穴可以改善身体的不适感，且效果显著。

在第14、15页的十二正经的内容和第16页的五行穴位、手足中要穴的内容中，总结了各种经络的运行，以及症状的对应处理方法。

图解人体十二正经

基于经络名称的脏器和经络运行的位置，决定对应的症状。

❶功能，❷行走的部位，❸对应本书内各种的不适症状。

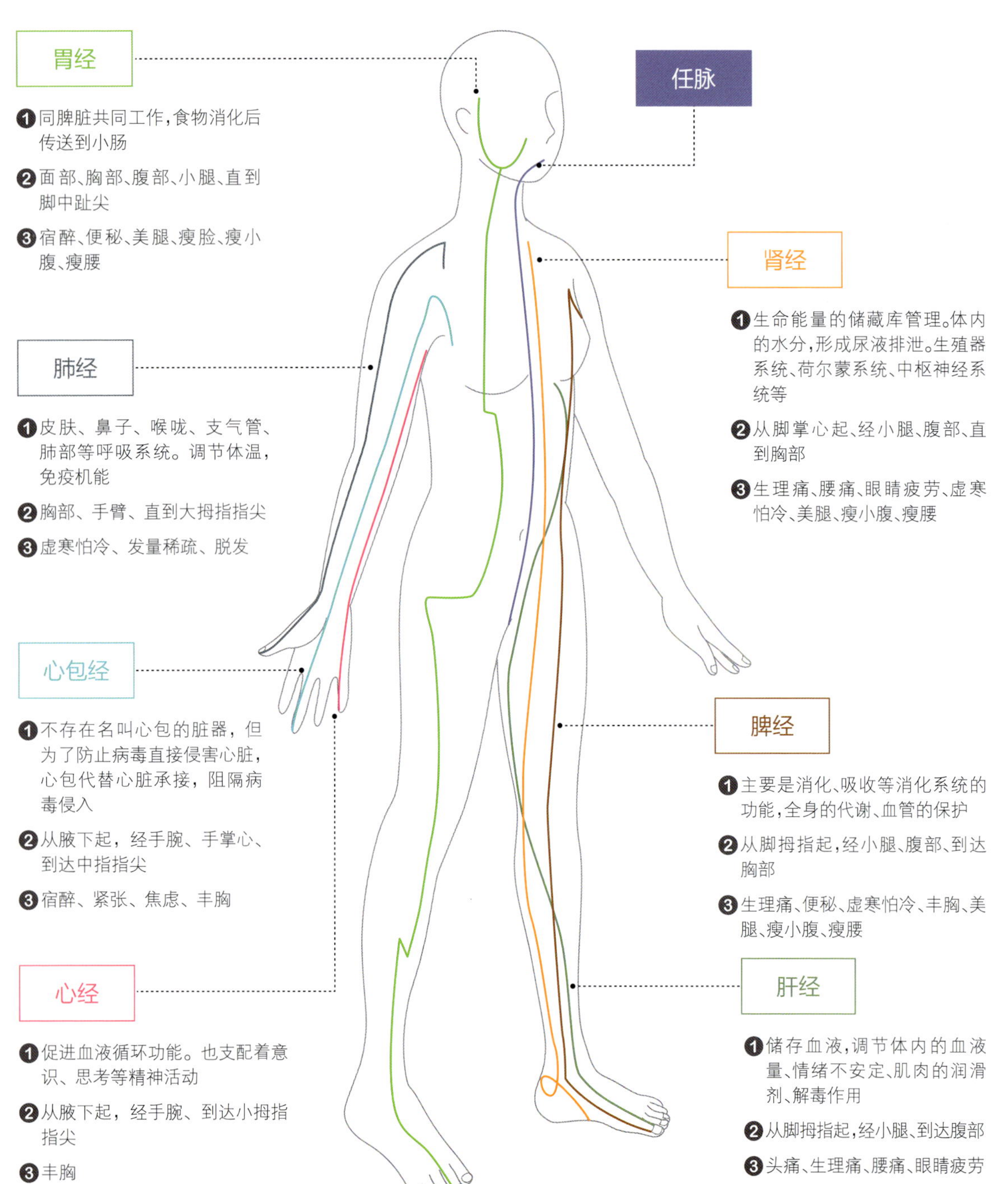

同样重要的“督脉”和“任脉”

循环作用于十二正经脉的“督脉”和“任脉”上的护理也同样重要。
这里概括了❶功能，❷行走的部位，❸对应本书内各种的不适症状。

督脉

❶ 全身阳经的总称，被称为“阳脉之海”
❷ 从身体背面中央的会阴，经过腰部、背部、颈部、头部、到达面部
❸ 脖子僵硬、肩膀僵硬、背部僵硬、头痛、便秘、生理痛、宿醉、紧张、焦虑

任脉

❶ 全身阴经的总称，被称为“阴脉之海”
❷ 从身体正面中央的会阴，经过腰部、胸部、颈部、到达面部
❸ 便秘、生理痛、发量稀疏、脱发、紧张、焦虑、虚寒怕冷、丰胸、瘦小腹、瘦腰

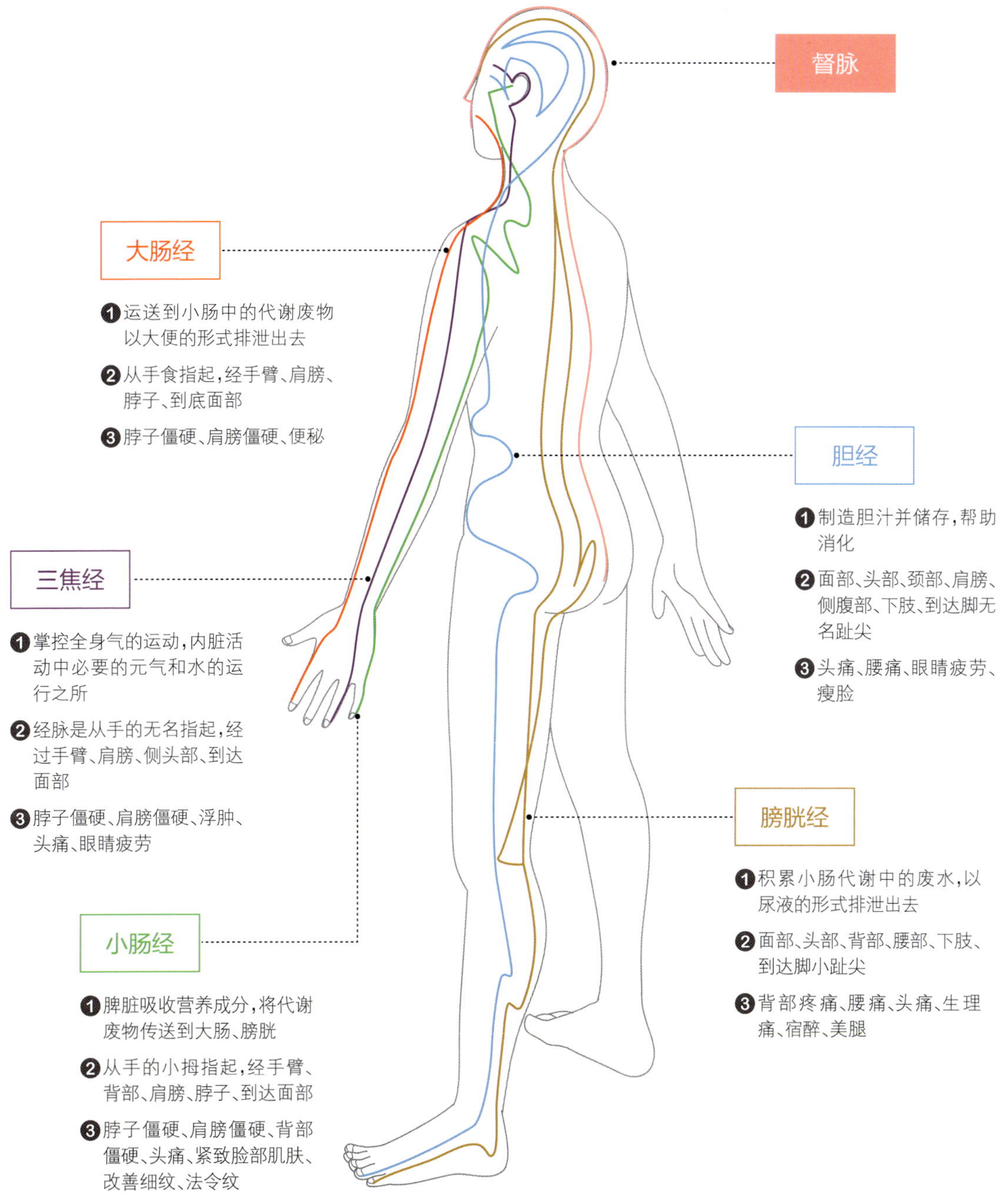

关于“要穴”

穴位之中，在保健护理过程中起到显著效果的穴位就是要穴。
集中在手脚部位的要穴，以及经络按摩中，解说手脚保健护理的重要理由。

集中位于手脚部位的要穴

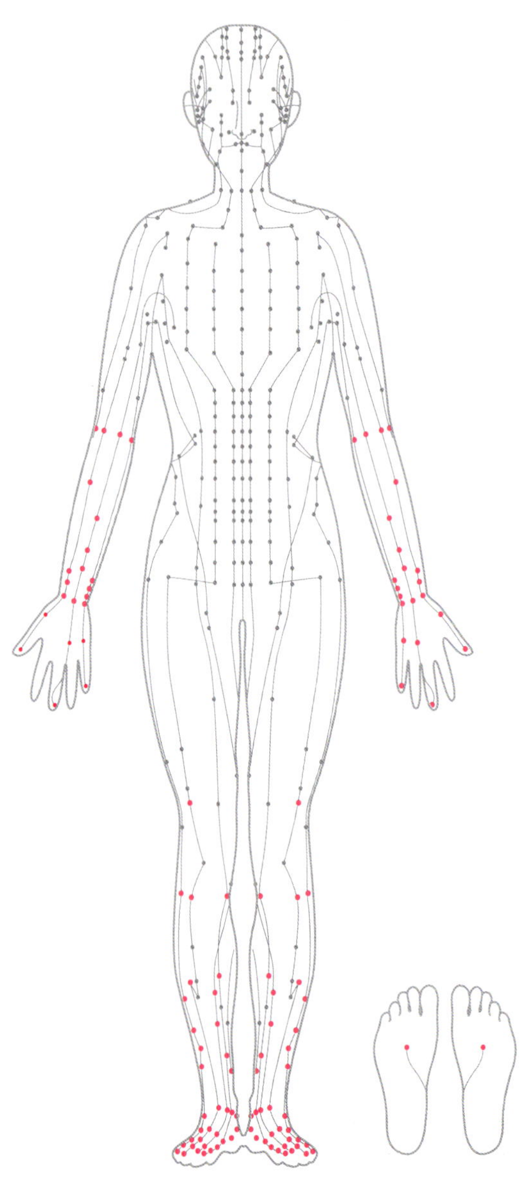

温水瓶按摩法中，区别于不适部位，会出现以远程起效护理，抚擦手脚，或者按压手脚的穴位的情况，为什么手脚会如此重要呢?

穴位中，起更加显著效果的穴位称为“要穴”，在东方医学的针灸治疗中经常使用。这些要穴集中在手脚部位。首先是五俞穴（五输穴），遵循世间被分为五类的五行说法“井、荥、俞、经、合”，十二经脉中各有5个穴位，共计60个穴位。“原穴”代表各个经络的穴位。

“络穴”是链接阴经和阳经的穴位，“郄穴”对于急性患者是有明显功效的穴位。将这些全部统计起来，有96个穴位。如此推算，将近有100个穴位之多的要穴，分别分布在手指到手肘之间，以及脚趾到膝盖之间。

在第12页中，把经络比喻成线路，而穴位就是站点，说明按压经络上的穴位，可以缓和远处部位的不适症状。为了增强功效，包括要穴的所有穴位之中，更重要的是找准穴位后精准按压。

我在近20年的经络治疗中，也使用了要穴治疗法。因此，我充分了解到了要穴的重要性，它是身体恢复元气的重要穴位。要穴集中在手脚部位，因此，温暖热敷手脚或者按摩手脚，能使全身的不适症状得到改善。包括早晚的按摩，若是按摩不适位置对应的手脚部位，一定要慢慢地温柔地按摩。

PART 1

无论清晨或夜晚，就想用温水瓶经络按摩法

希望身体状态好的人也能养成习惯，

早晚进行温水瓶经络按摩。

如同为了保护牙齿的健康而刷牙一样，这就是保持健康的秘诀。

首先清早起床就让自己暖起来

沐浴阳光、呼吸新鲜空气和补充水分，早晨的三个约定

warm up 

起床后，马上打开窗帘，再洗个晨浴吧

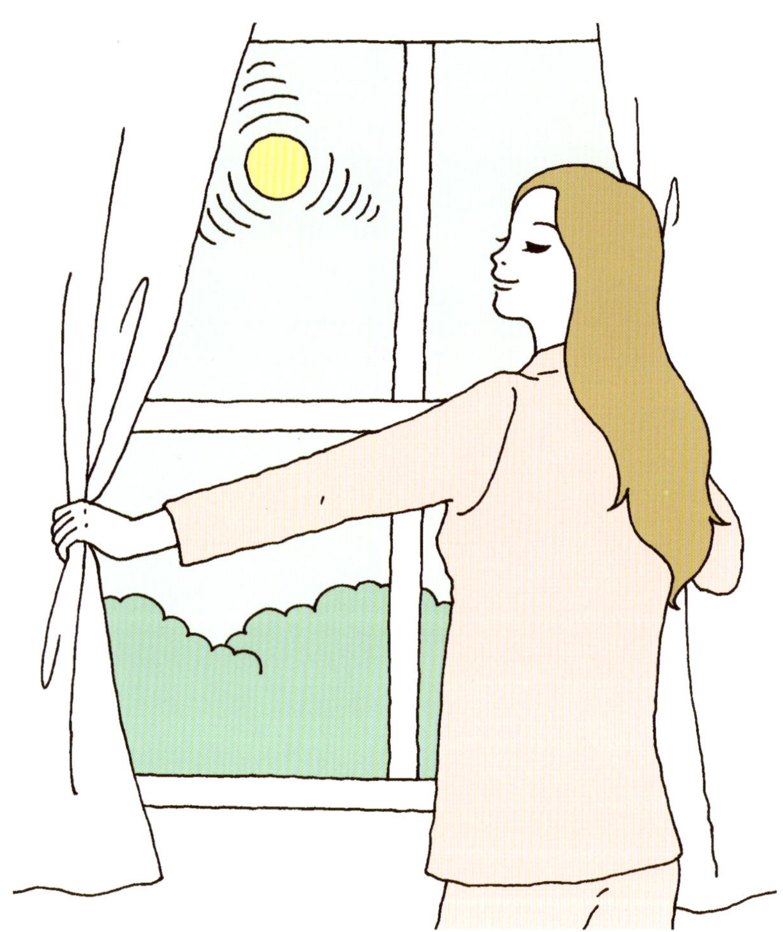

沐浴阳光的功效

- 沐浴早晨第一缕阳光，可以刺激自律神经，激活交感神经的运作。
- 血压和体温上升，便于头脑清醒。
- 沐浴阳光可以重置体内生物钟。使人白天精力旺盛，夜晚睡得安稳。

warm up 2

在早晨清新的空气中做深呼吸

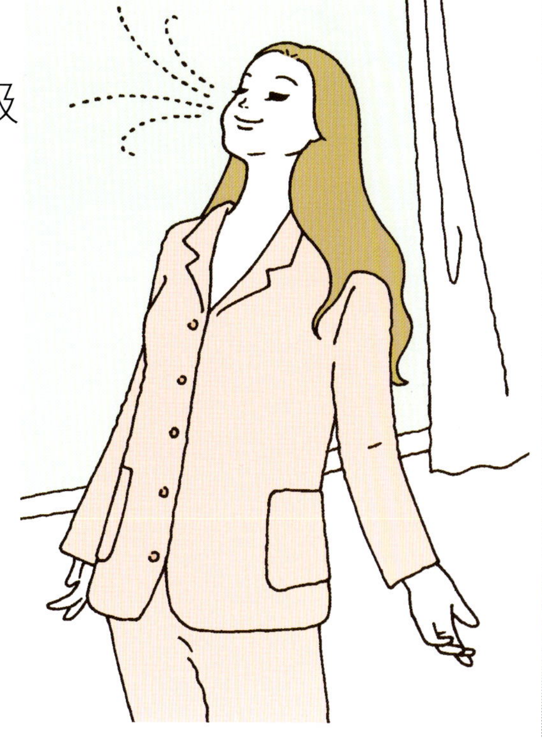

清新空气的效果

- 早晨是汽车和工厂排放废气较少的时间段，空气中蕴含很多负离子。
- 进行深呼吸，使身心得到放松，清醒头脑。

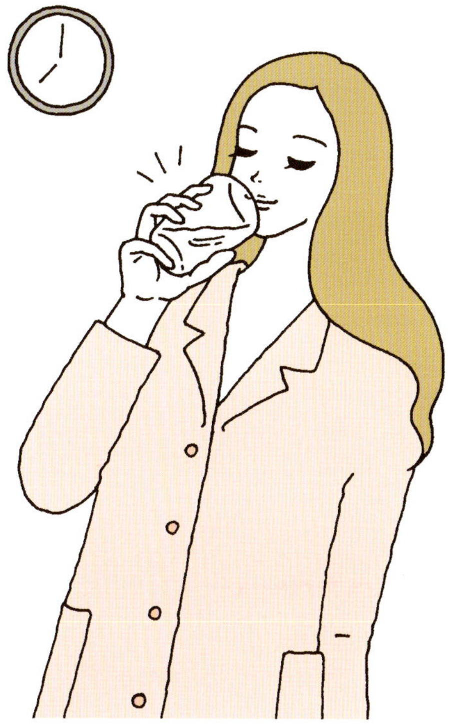

warm up 3

喝一杯水

喝水的效果

- 人体中60%是水分。睡眠期间的出汗会消耗一杯水的份量。早起后喝一杯水，清理血液中的代谢废物，使血液流通顺畅，促进细胞的新陈代谢。
- 刺激自律神经，使头脑清醒过来。
- 刺激胃肠，促进代谢，消除便秘等症状。

晨间温水瓶经络按摩法

坐着，将手指、脚趾伸展立起伸出

首先，抱膝而坐，接着让单脚保持屈膝立着，按摩手脚。四肢末梢是十二正经的起始处，早上起床时对这些部位进行温经暖络按摩，可以帮助你迅速清醒。

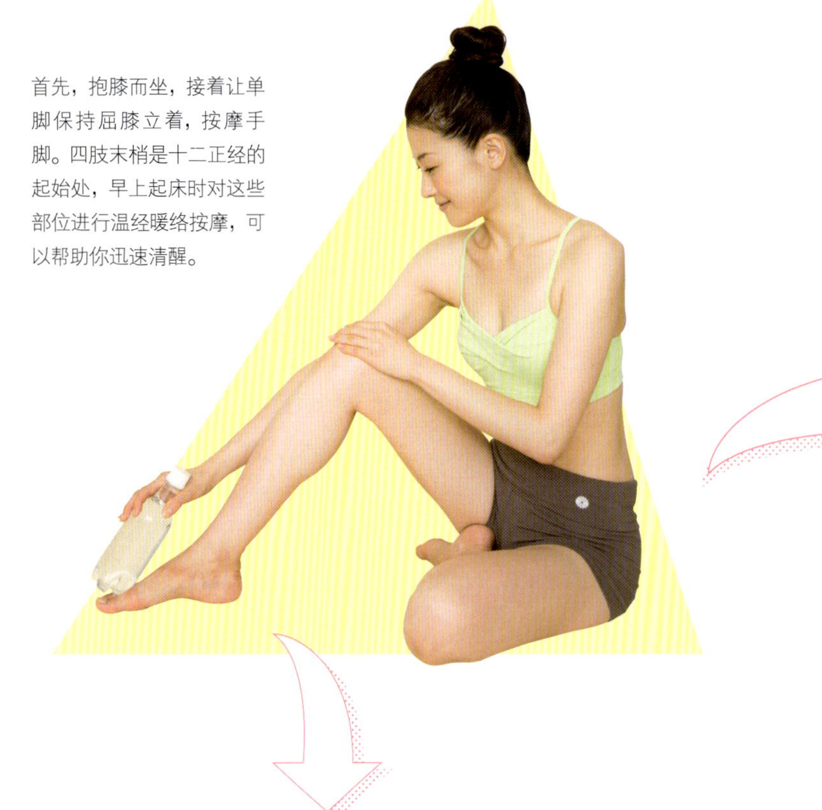

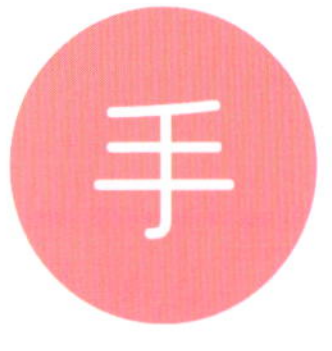

手

十二正经中，手指有六经通过，占其中的1/2。对如此重要的经络起始源头进行温经暖络按摩，可以有效促进全身气血循环。

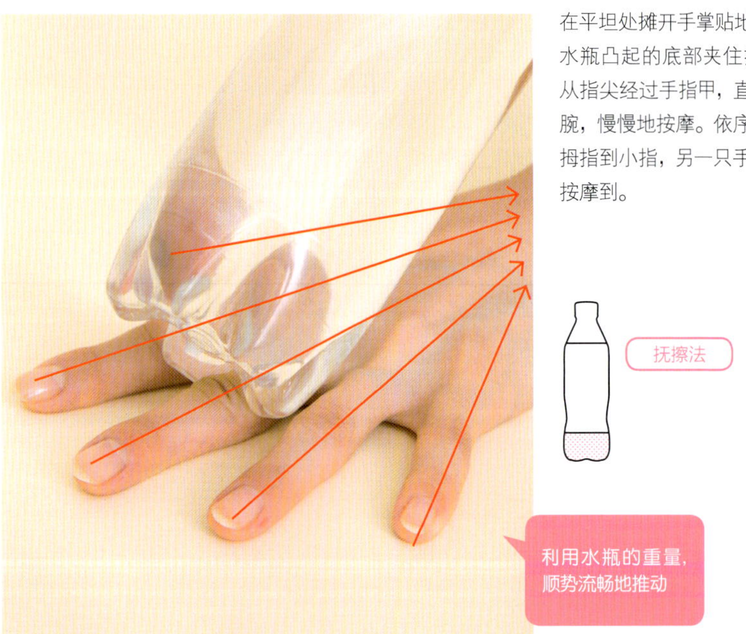

在平坦处摊开手掌贴地。用水瓶凸起的底部夹住指尖，从指尖经过手指甲，直到手腕，慢慢地按摩。依序按摩拇指到小指，另一只手也要按摩到。

抚擦法

利用水瓶的重量，顺势流畅地推动

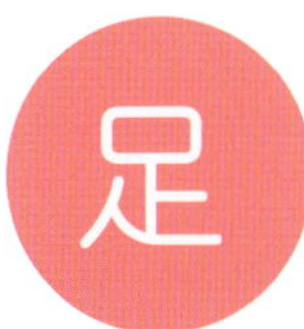

十二正经中还有另外六经通过脚趾，也占其中1/2。
从足部往头部的经络，联系着消化系统、泌尿系统、神经系统等，
有着维持生命运作而不可欠缺的地位。

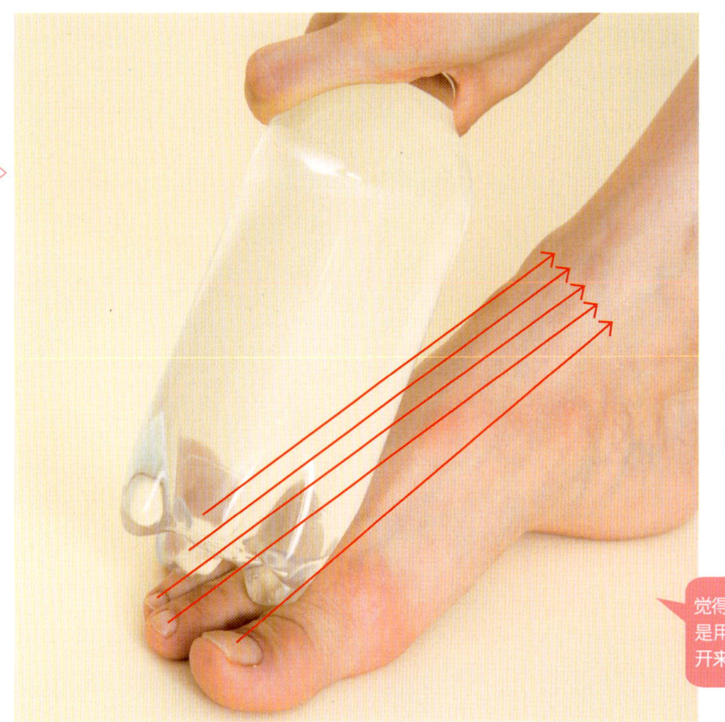

将脚尖用水瓶底部的凸起夹住，从脚尖通过指甲，往上抚擦直到脚踝。依序按摩拇指到小指，另一只脚也要按摩到。如果感觉太过刺激的话，可用水瓶的侧边滚动按摩。

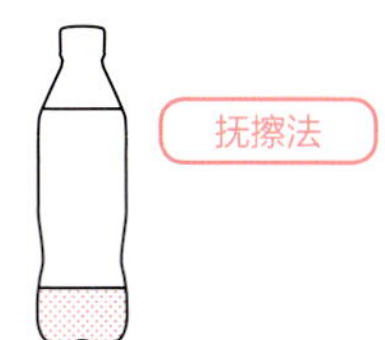

穴位精要

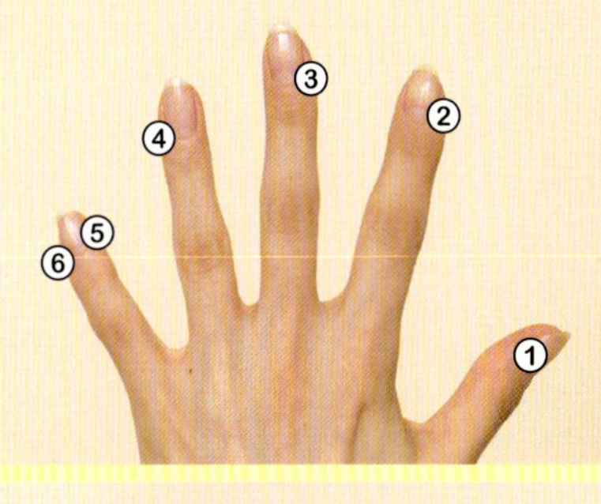

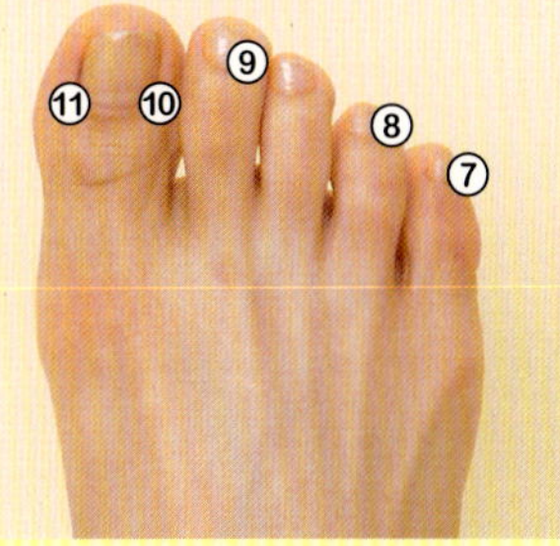

刺激指尖的井穴，让全身苏醒吧!

十二正经起始穴道位于手指与脚趾末梢。位于手的穴道有①肺经；②大肠经；③心包经；④三焦经；⑤心经；⑥小肠经。位于脚的穴道有⑦膀胱经；⑧胆经；⑨胃经；⑩肝经；⑪脾经；只有⑫肾经位于脚底。这些全部统称为井穴，是对唤醒经络有特别敏感反应的穴道。早晨，借由刺激这些指尖部位，能够活化游走全身的经络，开启神清气爽的一天。

晨间的温水瓶
按摩法

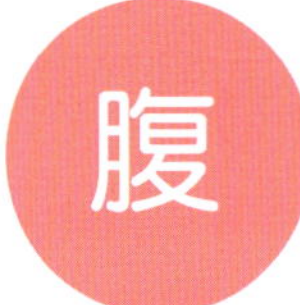

温暖热敷腹部，整个内脏也会跟着暖和起来。
因此，内脏的血液循环会变好，也能提高代谢能力。
特别是夜晚，睡觉期间体温会变低，
早上就来个温经暖络按摩，流畅地提高全身的代谢能力吧！

将水瓶的正中央放在距离肚脐下四指的丹田上。丹田在东方医学中被视为能量的来源。在此处一边温暖热敷，一边做4次深呼吸吧！

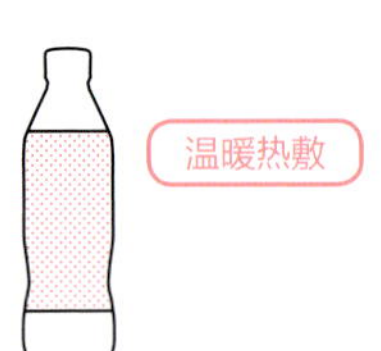

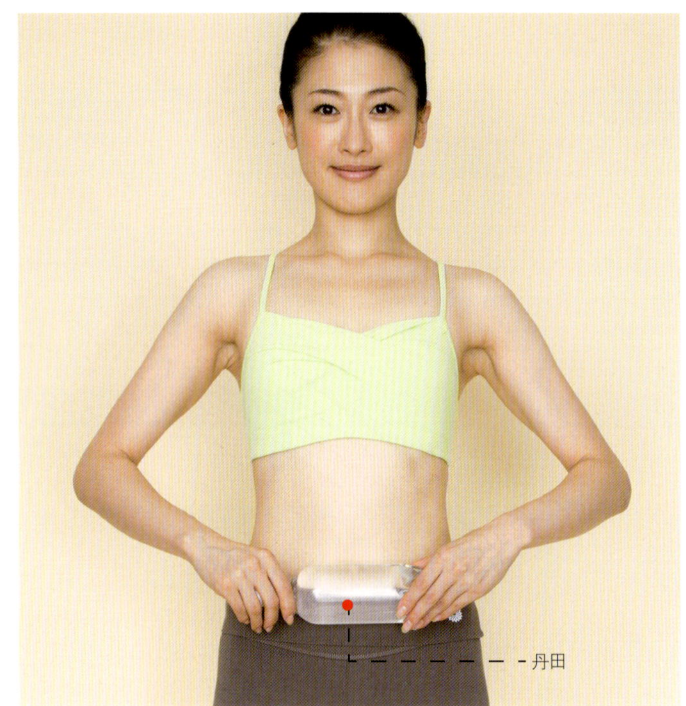

由心窝往下腹部，慢慢地往下抚擦整个腹部，像在腹部写"の(no)"字般按摩。特别是有便秘困扰的人，要特别用心地按摩此处。

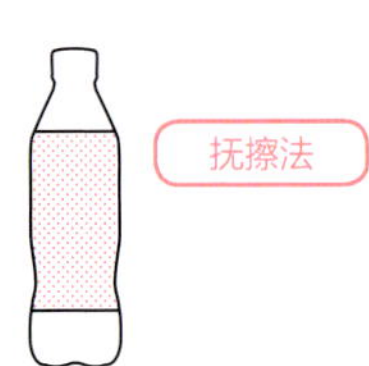

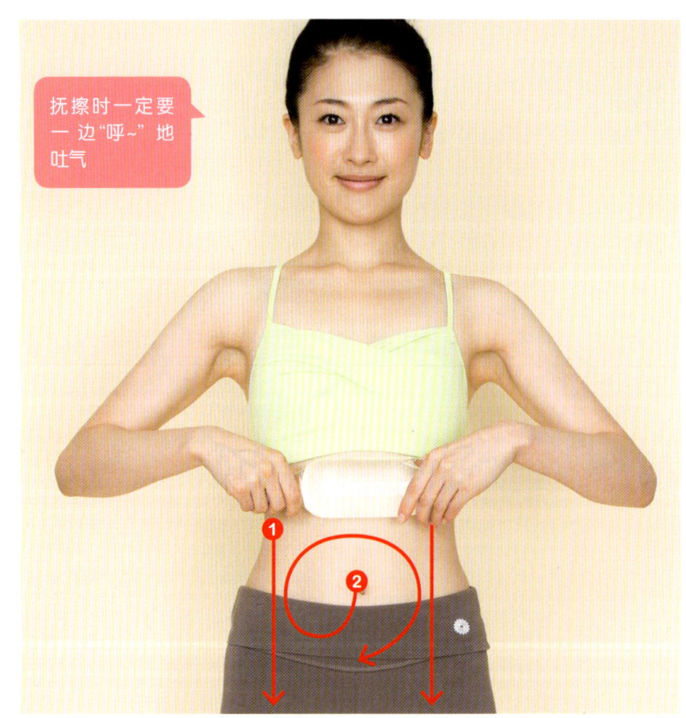

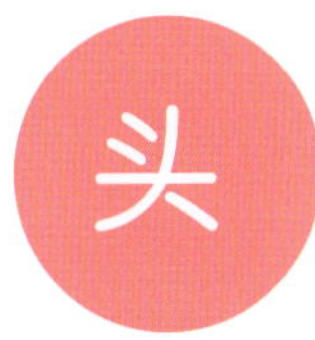

借由刺激头部，血液循环不仅会变好，还会刺激自律神经。
特别是在头顶的“百会穴”，是万能的穴道。
调整自律神经、头痛、痔疮以及失眠等，
一个穴道就能达到许多效用。

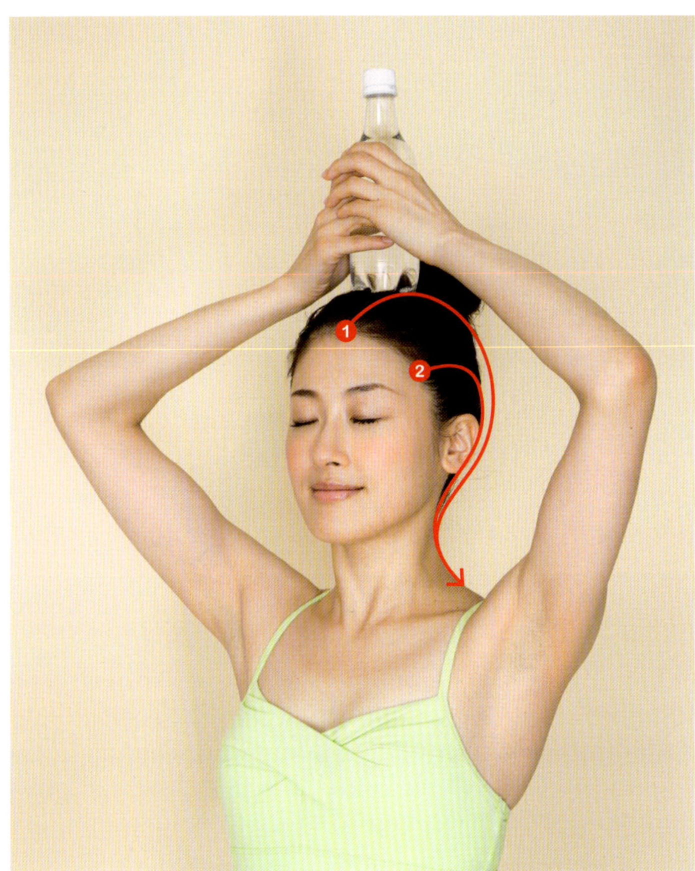

用双手拿着水瓶的底部抵住头皮，从额头的发际开始抚擦，通过头顶，直至后脑发际处。经过头顶时，停一下，做一次深呼吸，刺激百会穴。头部中央按摩结束后，从左右两侧的耳朵上方开始，像是要把头发往上拨一般，按摩至颈后。

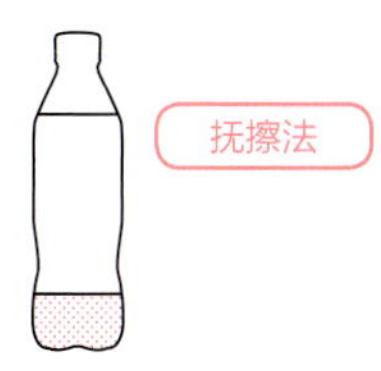

抚擦法

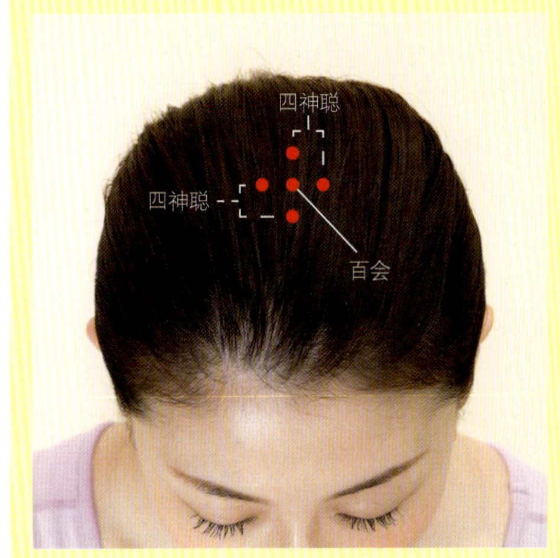

穴位精要

刺激头顶的穴道，可以让你神清气爽!

头顶除了百会穴以外，还有被称为奇穴的四神聪穴(不属于经络中的特别穴道)，与百会穴相同，能够稳定精神，对头痛、晕眩等特别有效。刺激百会穴的同时，将水瓶底部前后左右的移动按揉，连同四神聪穴一起刺激，头脑会爽快地变得清醒。

晨间的温水瓶
按摩法

STRETCH

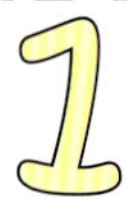

人体在睡眠期间，会定期翻身来调整身体姿势，一旦起床后，从一大早开始，就会伴随腰痛，肩膀僵硬等不适的感觉。通过做全身拉伸运动，使阻塞的气血顺畅流通，激活新陈代谢。而且，转动身体还能促进内脏的功能运行。

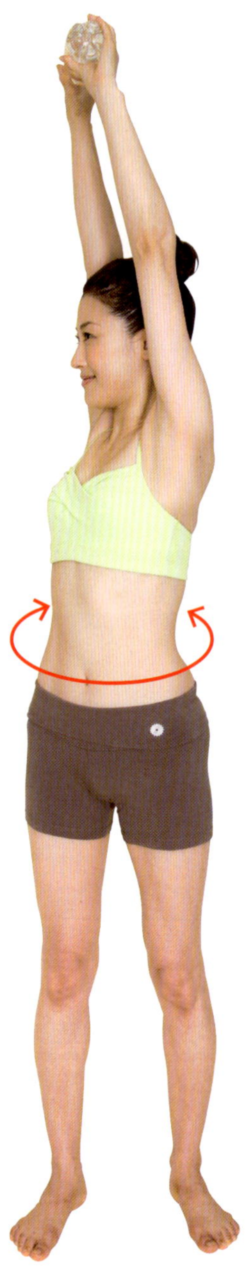

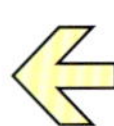

经常用手握温水瓶保持在身体的中心线上，有意识地将双手向上举过头顶

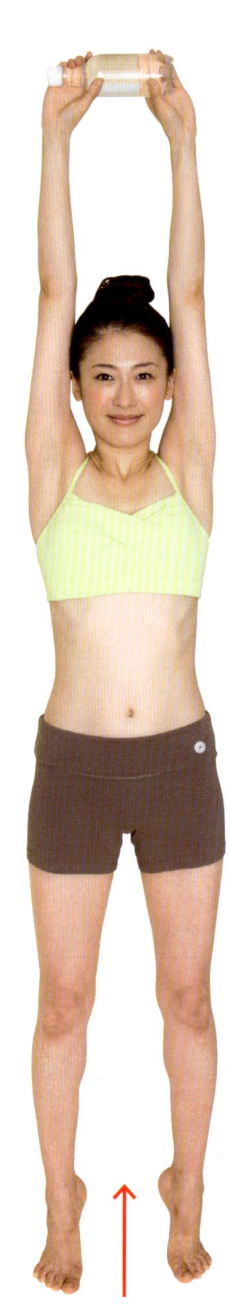

双手使劲向上伸展后，保持手臂伸直的状态，脚后跟着地，身体向左右两侧转动。一边大口吐气一边转动，这样容易转动更大的角度。

两手握住宝特瓶两端，使劲向上拉伸。脚后跟向上提起，缓慢地吸气。

STRETCH 2

最大限度地扩大肩胛骨的可动区域，促进肩膀和脖子的血液循环功能。
而且，背部和胸部容易积累压力，拉伸后，可以缓解紧张。
预防肩膀僵硬、脖子僵硬、背部僵硬，
拉伸运动让你一整天都精力充沛，情绪积极向上。

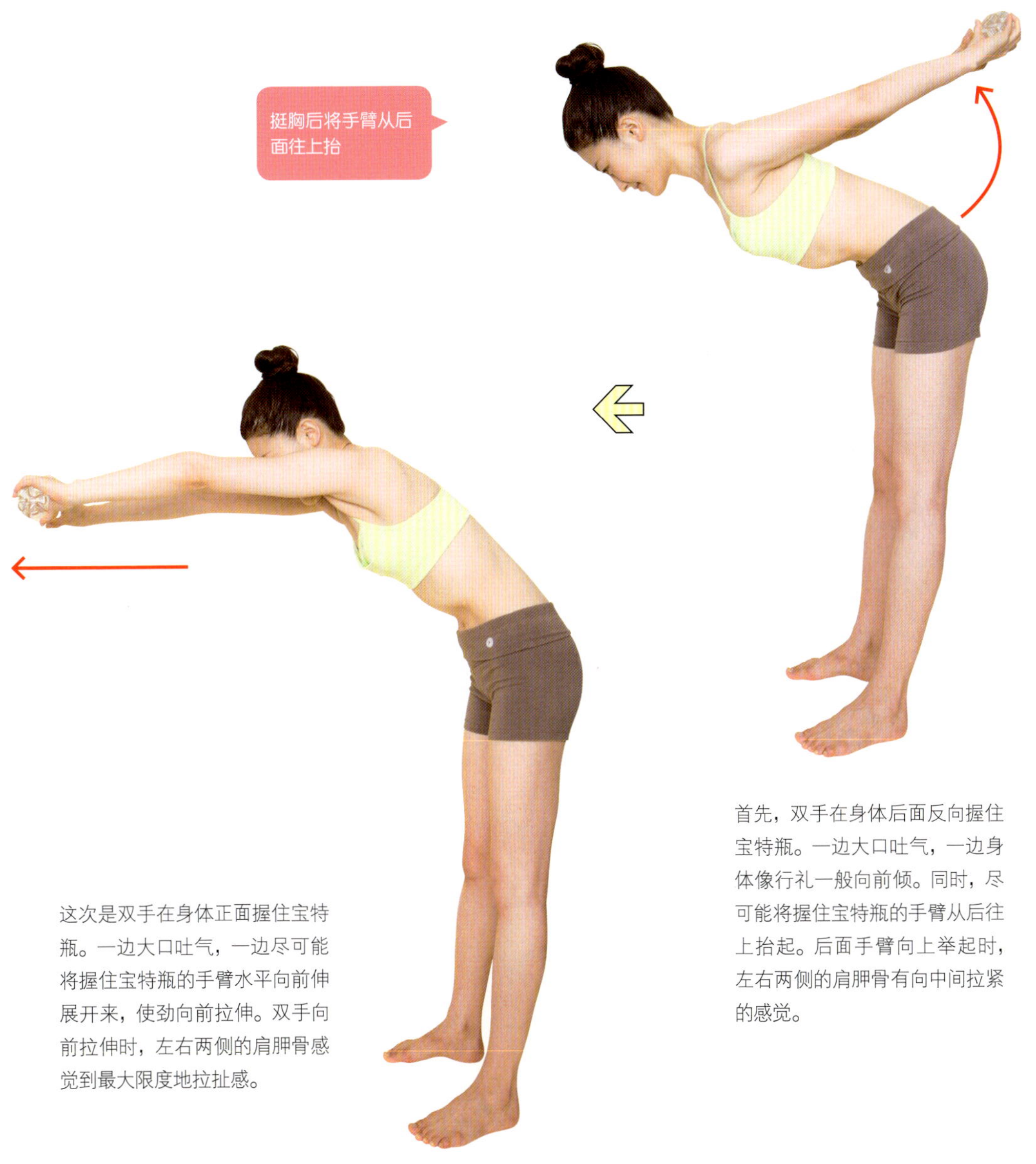

首先，双手在身体后面反向握住宝特瓶。一边大口吐气，一边身体像行礼一般向前倾。同时，尽可能将握住宝特瓶的手臂从后往上抬起。后面手臂向上举起时，左右两侧的肩胛骨有向中间拉紧的感觉。

这次是双手在身体正面握住宝特瓶。一边大口吐气，一边尽可能将握住宝特瓶的手臂水平向前伸展开来，使劲向前拉伸。双手向前拉伸时，左右两侧的肩胛骨感觉到最大限度地拉扯感。

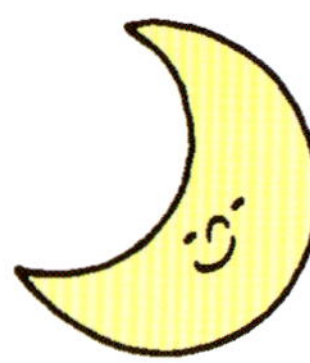

结束一整天的忙碌，夜晚就让自己静下来

沐浴、音乐、灯光，有助于副交感神经的运作

Calm down 1

在暖和的浴池里，好好地享受沐浴

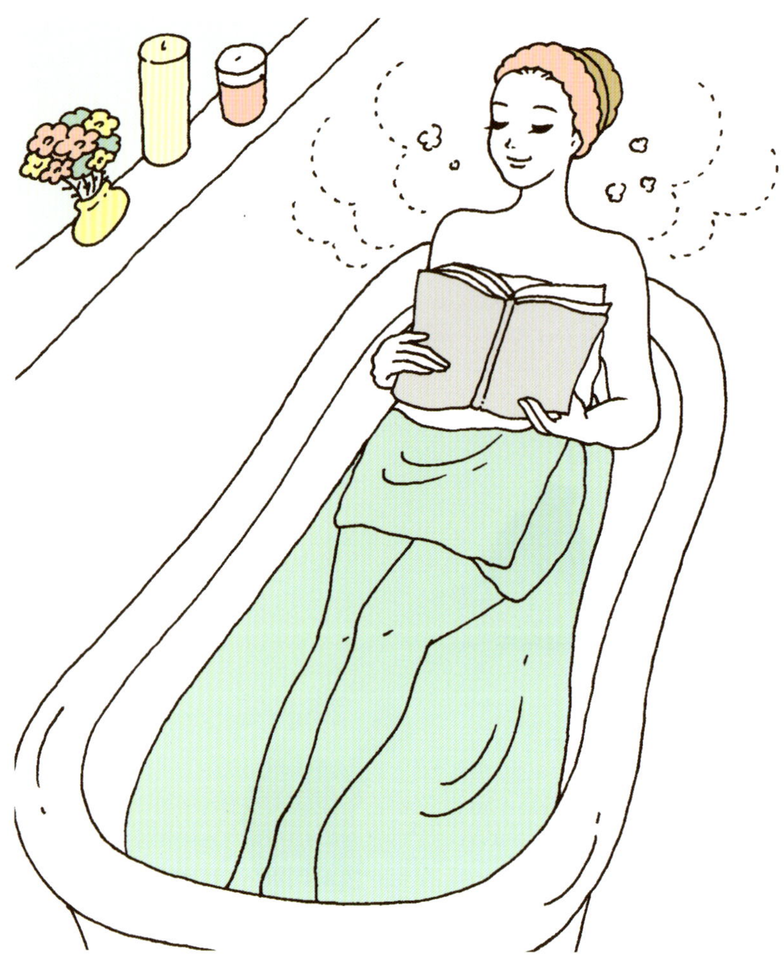

沐浴的效果

- 慢慢地进入暖和的浴池（39℃左右）里，副交感神经便开始起作用了。
- 身体内部暖和起来后，放松心情，消除一整天的疲劳。有助于促进血液循环，硬邦邦的肌肉也会松弛下来。
- 下肢发冷严重的情况下，推荐进行半身浴或者足浴。

Calm down 2

调低音量，听喜欢的音乐

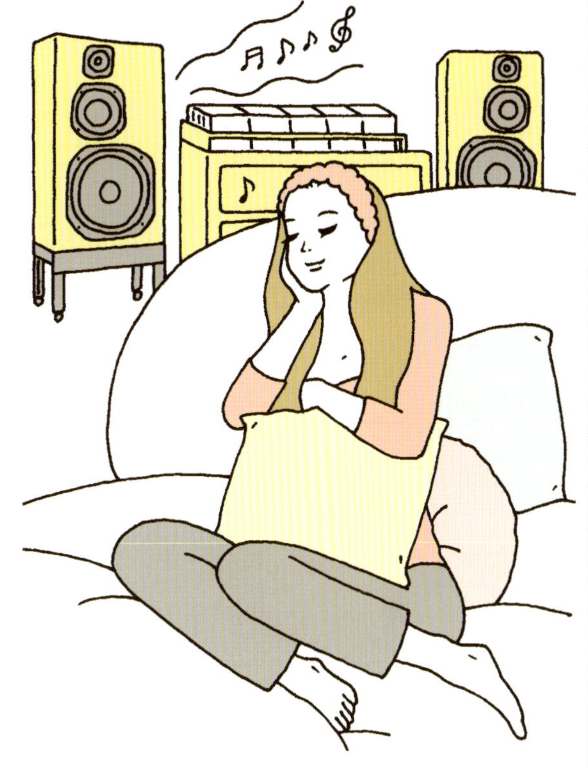

音乐的效果

- 听愉快的音乐，音量比在白天听的时候稍微调低些。放松的效果是副交感神经的优势。
- 避免听节奏快的音乐或者曲风强烈的音乐，这种音乐反而会使情绪兴奋，刺激交感神经运作。

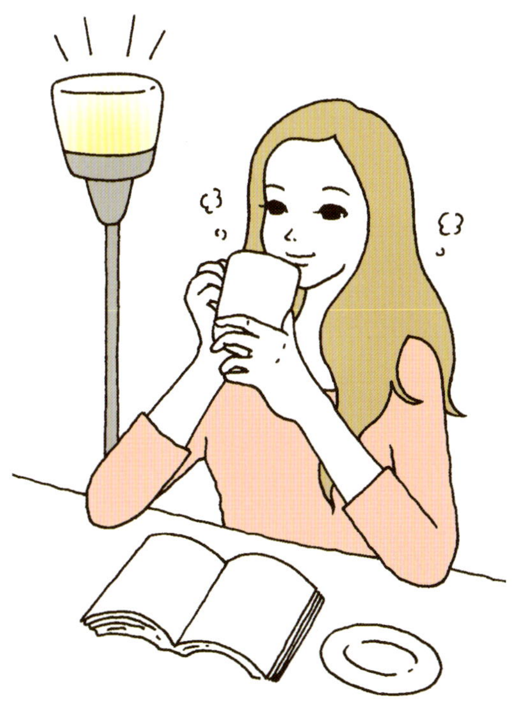

Calm down 

避免使用电子机器，降低照明度

照明的效果

- 避免电脑、电视机、手机等电子机器和明亮的荧光灯的使用。光线会给大脑强烈的刺激，从而使交感神经兴奋。并且，光线会妨碍熟睡重要的睡眠荷尔蒙“褪黑激素”的分泌。
- 使用间接照明或者蜡烛，使室内光线变得柔和。

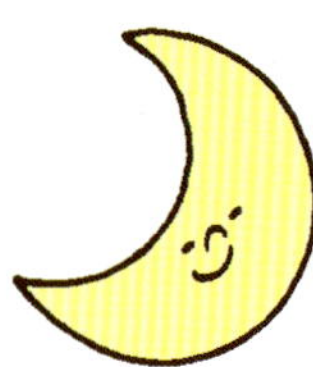

夜间温水瓶经络按摩法

今天一整天也辛苦了！坐着进行的按摩法

脖子

温暖热敷一下脖子，它一整天支撑着沉重的脑袋，周围的肌肉变硬，血流变得不畅。
位于脖子的经络流通变得顺畅的话，面部和头部的经络也会变得通畅，第二天的皮肤状态也会不一样。

将宝特瓶水平地贴在脖子后面。使头部的重量依托在宝特瓶上，同时，将头部与视线朝向天花板。不要勉强抬头，缓慢地移动，保持这个姿势，进行4次深呼吸。

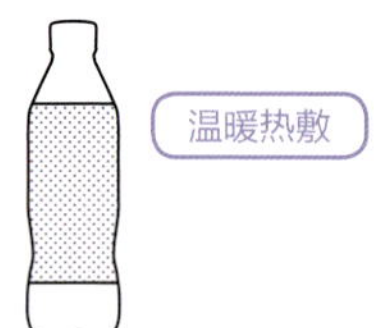

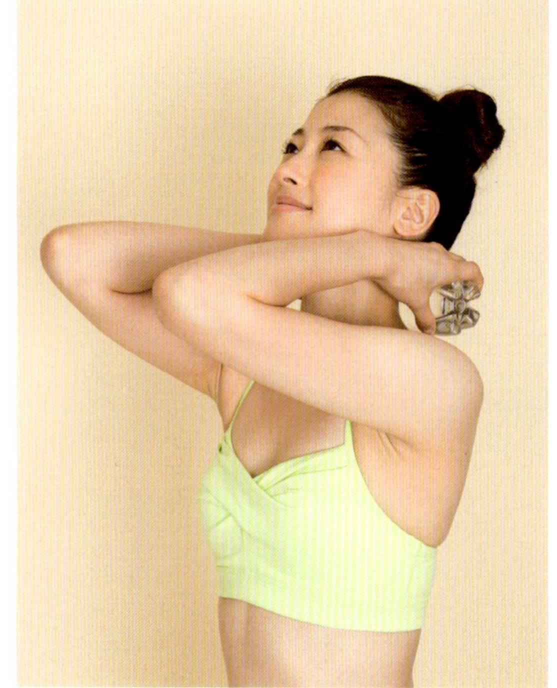

正贴着脖子的宝特瓶，稍微偏移水平位置，往脖子一侧移动。同样，宝特瓶也要支撑着头部的重量，头部稍微往斜上方转动。缓慢地移动，并进行两次深呼吸。脖子的另一侧也进行同样的动作。

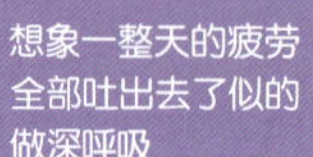

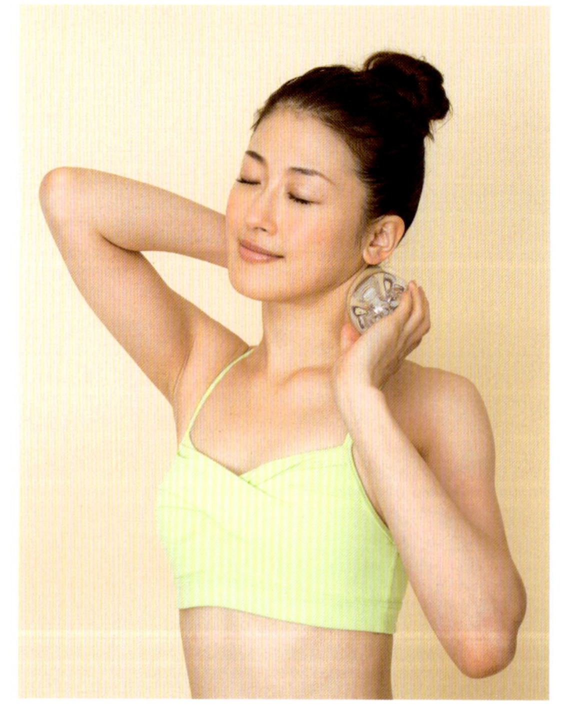

背

背部遍布流通着调整整个身体的经络，以及副交感神经功能关联的神经。

背骨的温经暖络按摩法，护理背部经络，舒缓全身的疲劳。

如果对腰造成了负担的情况下，可以夹个腰部靠垫

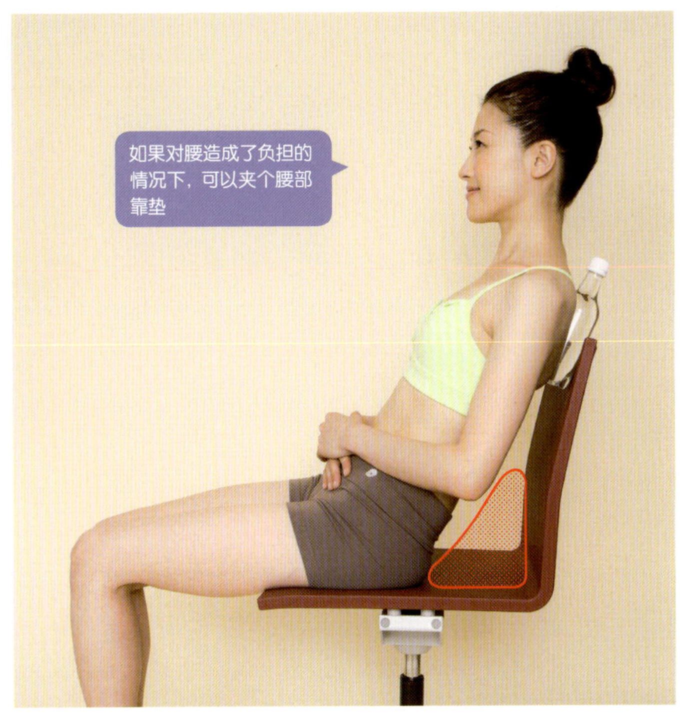

背部靠近脖子的位置，将宝特瓶竖立放置，夹在椅子靠背与背部之间，身体的体重依托在宝特瓶上。宝特瓶置于左右肩胛骨之间，贴着背骨的正中间。保持这个姿势做4次深呼吸。

温暖热敷

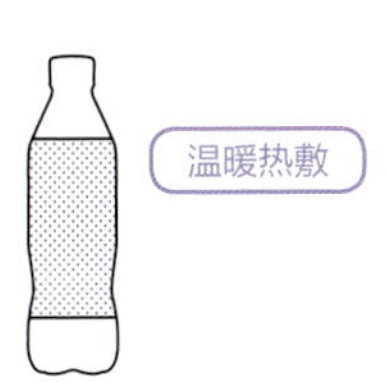

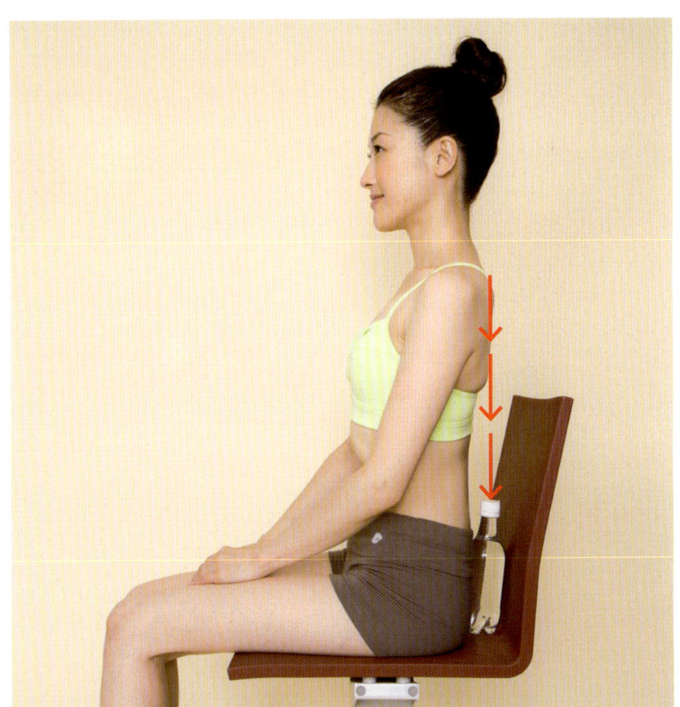

接下来，把宝特瓶分别移动到背部→腰部→臀部下方的位置做温经暖络。过程中不要闭气，而是同时做深呼吸。臀部中央的骨骼是荷尔蒙、虚寒、泌尿系统等起作用的部位。夜晚会起床上厕所的人，要仔细热敷。

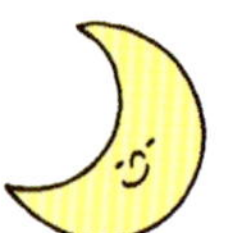

夜间温水瓶
经络按摩法

温暖热敷腹部，整个内脏也会跟着暖和起来。
因此，不仅内脏的血液循环会变好，还能提高代谢能力。
为了不把一整天的疲劳带到第二天，温暖热敷丹田，补充治愈力、免疫力。

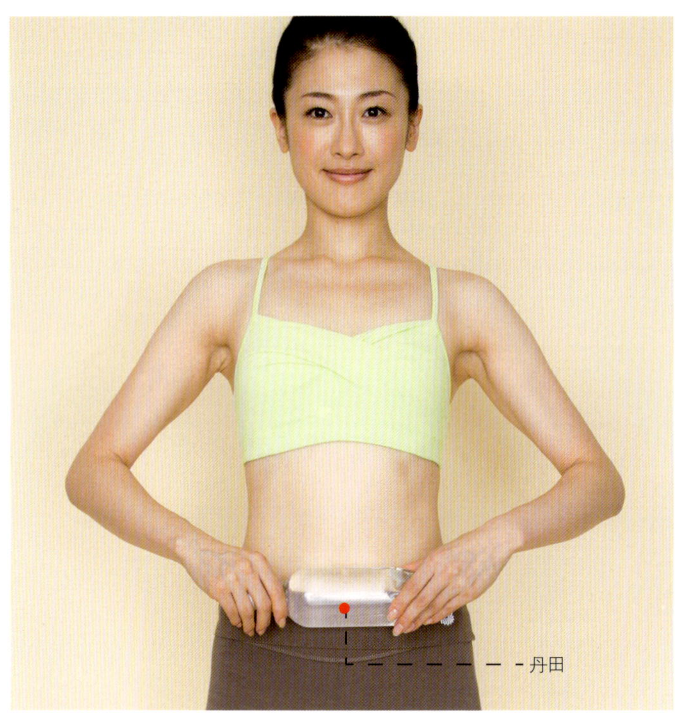

跟晨间的按摩方法一样。将水瓶的正中央放在距离肚脐下四指的丹田上。在此处一边温暖热敷，一边做4次深呼吸吧!

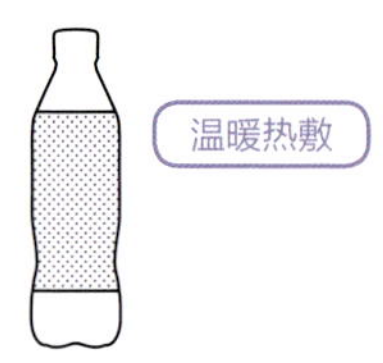

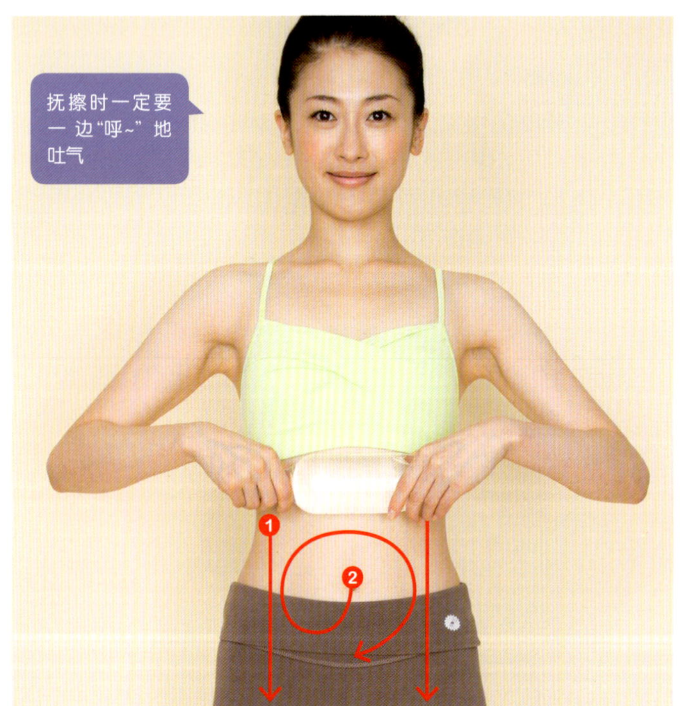

由心窝往下腹部，慢慢地往下抚擦整个腹部，像在腹部写“の(no)”字般按摩。特别是有便秘困扰的人，要特别用心地按摩此处。

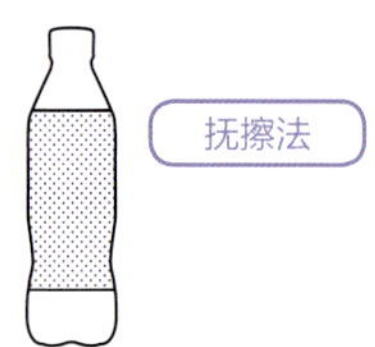

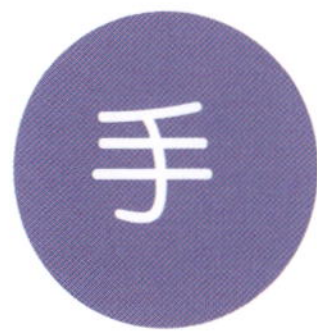

人体在进入睡眠前，手脚会散热，深部体温下降，大脑进入休息状态，开始犯困。

夜里，温暖热敷手足，深部体温会下降得更快，获得好的睡眠质量。

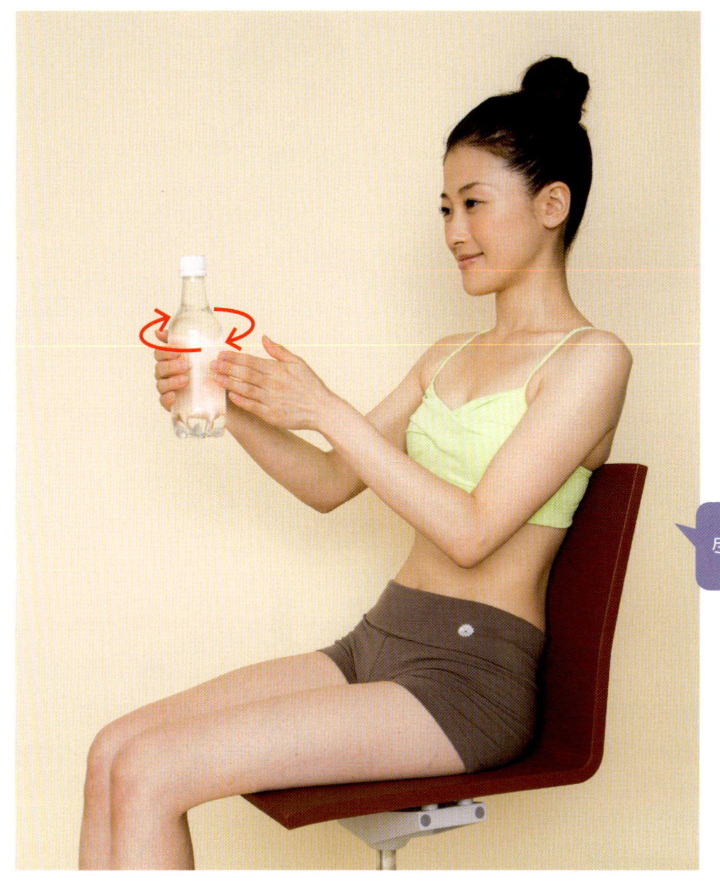

两手握住宝特瓶，双手掌心全面贴住，左右滚动宝特瓶，滚动有困难时，可以把宝特瓶放在桌子上再滚动。

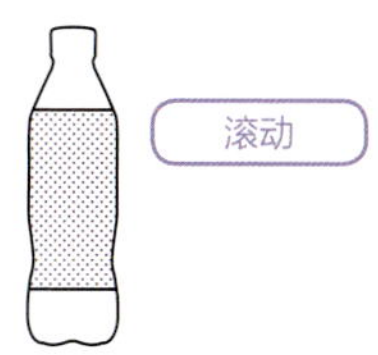

尽可能缓慢地滚动

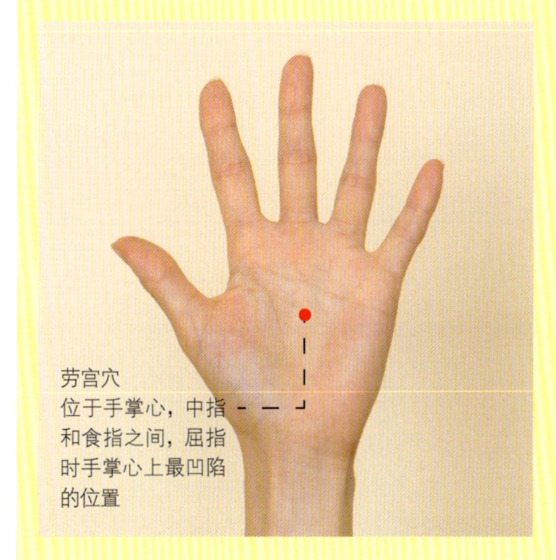

劳宫穴
位于手掌心，中指和食指之间，屈指时手掌心上最凹陷的位置

穴位精要

稳定情绪，安神的穴位

手掌心上，具有安定心神功能的劳宫穴，刺激这个穴位，可以消除积累了一天的紧张压力。另一方面，在手掌心、脚掌心、耳朵上有内脏和各个器官的对应状态的区域，叫做“反射区”。反射区不同于穴位点，而是一个面，按摩起来也方便，在这里，按摩手掌心的整体，促使反射区整体活动起来，全身血液循环变好，达到调整身体平衡的效果。

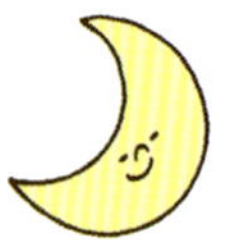

夜间温水瓶
经络按摩法

人们总有站得长，坐得久，走得多等各种原因，
使距离心脏最远的足部，会出现浮肿、曲张现象，足部是累积了一天的疲劳部位。
温暖热敷足底的穴位和反射区，有助于深度睡眠。

宝特瓶横放在地板上，双脚踩着上面，前后滚动。双脚踩上比较困难的情况下，也可以双脚交替踩上去。

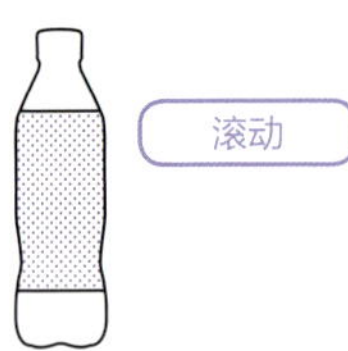

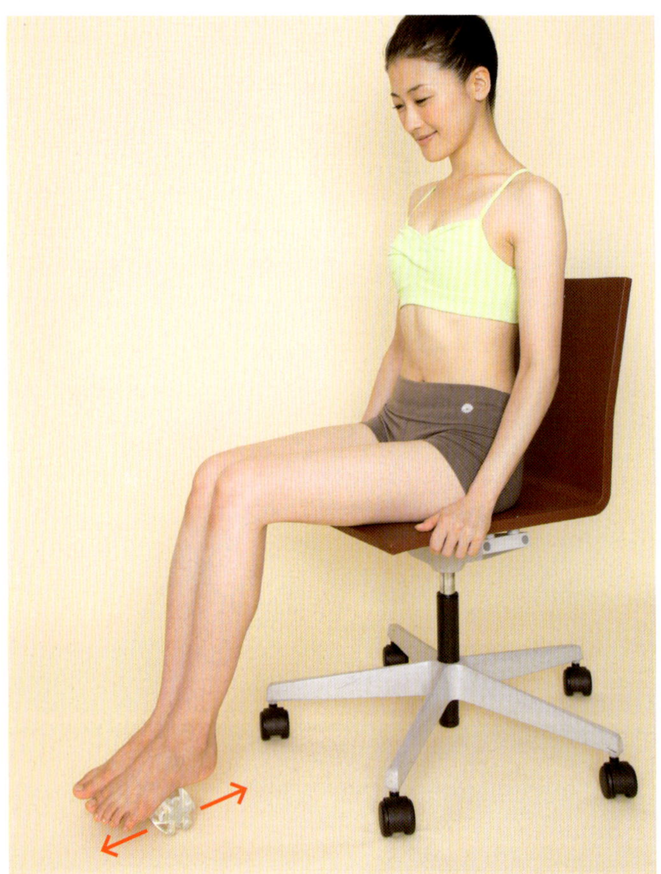

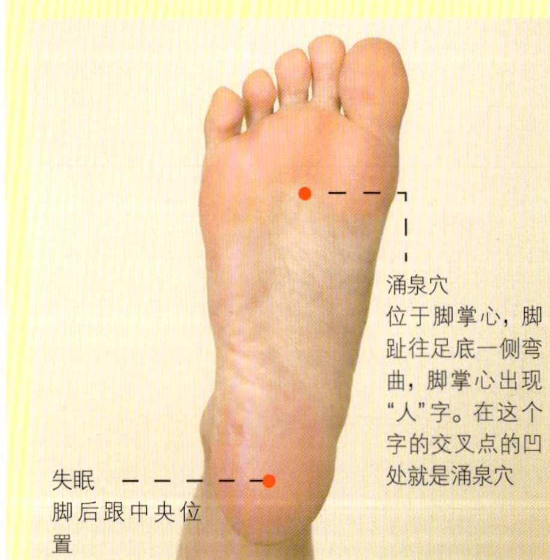

穴位精要

足底的穴位起恢复疲劳和安眠的功效

涌泉穴位于脚掌心上，涌泉的意思是能量外涌而出的泉水。它是肾经的起始穴。带着这种意识，滚动宝特瓶，可以达到更好地缓解疲劳的效果。这是能获得良好睡眠质量而活跃的穴位。

PART 2

身体各种
生理不调的救星
温水瓶经络按摩法

当身体发现状态不好时，可以立刻准备好宝特瓶。

不要把它闲置不用，而要运用温水瓶按摩法进行保健。

对于有慢性病烦恼的人们，通过日常的保健护理能够改善症状。

血液循环不良，所造成的现代文明病
只要舒缓肌肉僵硬便可治疗

颈部僵硬

从手肘到下手腕
来回推揉3个点
来回推揉
手臂外侧肌肉僵硬的地方

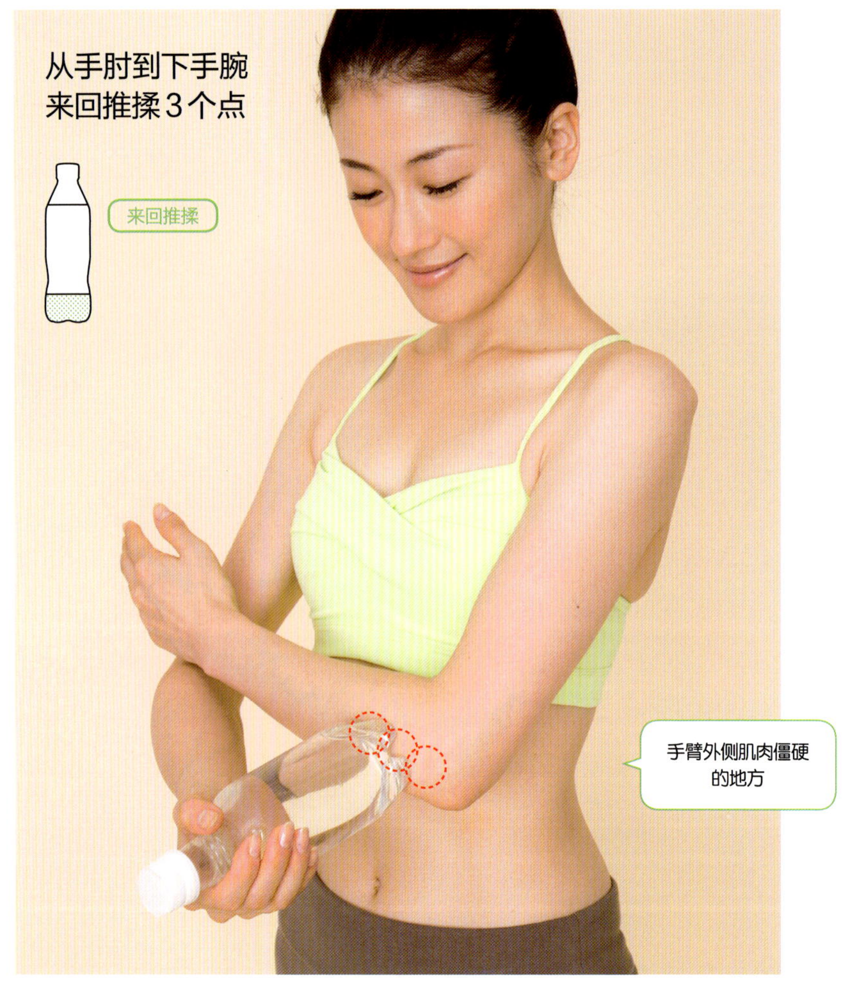

把手臂在身体前面弯曲，用温水瓶底部从手肘开始边揉边往手腕处移动，移动到手肘和手腕中间，分三次轻揉。

Arms

手臂

找对位置就可以靠经络遥控，让肩颈间的经络气血顺畅流通

找出三焦经和小肠经，让颈部不再僵硬

三焦经始于无名指，经手臂、肩膀、颈部、耳朵，最后到达眼尾。久用电脑，姿势前倾会造成颈部僵硬，这时刺激这条经络，就可以有效舒缓症状，经络有气血流通，也有气血易阻塞且治疗效果显著的点（穴位），两手肘以下便是有效穴位集中的重点区域，这里除了三焦经，还有小肠经，从小指，经手臂、肩胛骨、锁骨、颈部到耳朵。

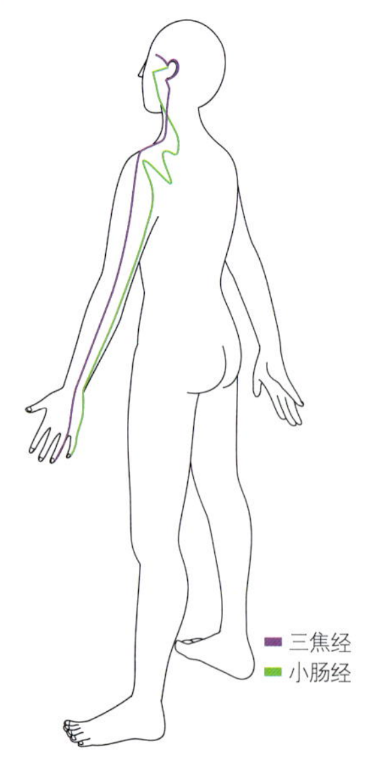

Neck

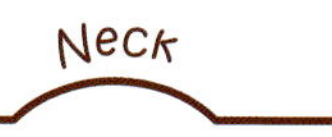

颈部

只要通畅颈前和颈侧经络气血，连胃肠的状况也会变好

从头部前面温暖热敷到侧面

首先，把水瓶的瓶身放在颈部前面和侧面温暖热敷，颈部稍微往斜后方倾斜，像是讲电话时把颈部稍微倾斜的样子，左右两侧都要温暖热敷。

温暖热敷

这里有血管和神经，
对身体很好

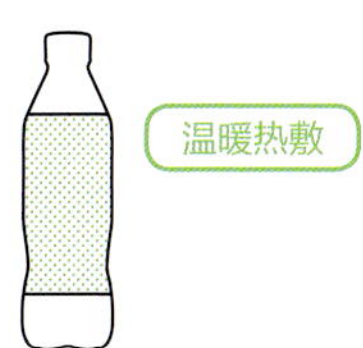

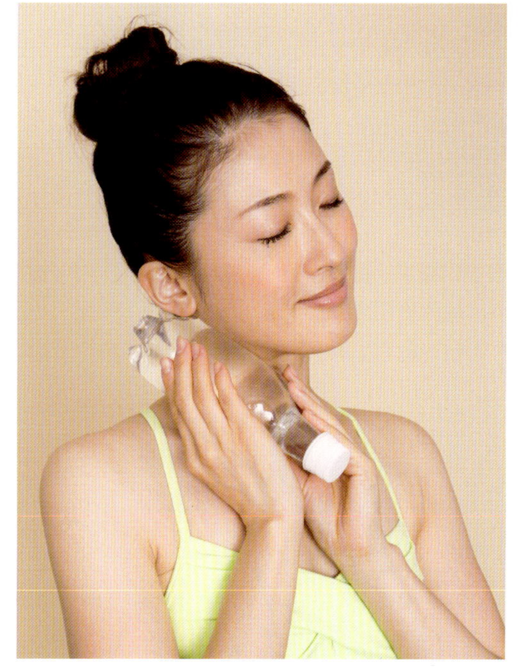

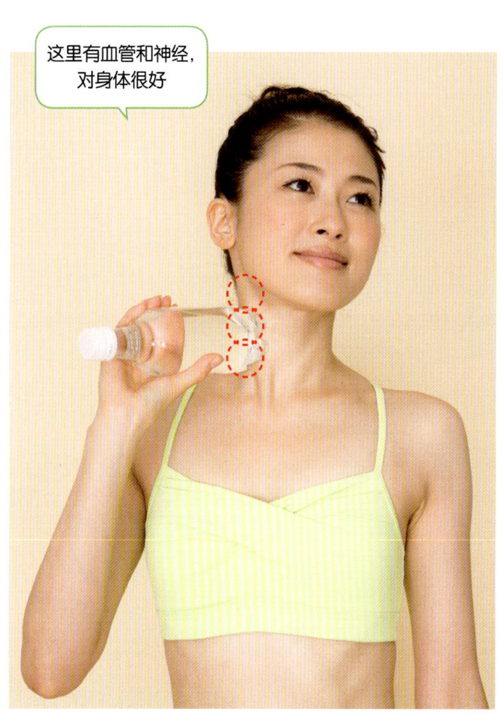

轻揉颈部前面和侧面

接着，把脸往左看，从右边的耳朵下面到锁骨，用水瓶底部分 3 次按揉，让经络气血通畅。

来回推揉

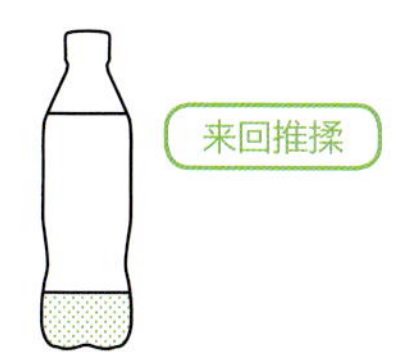

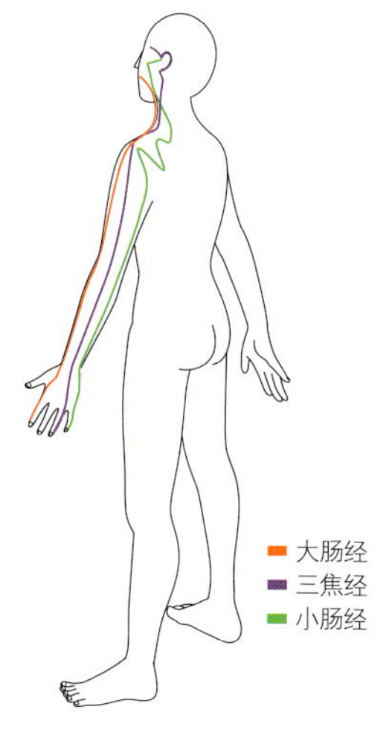

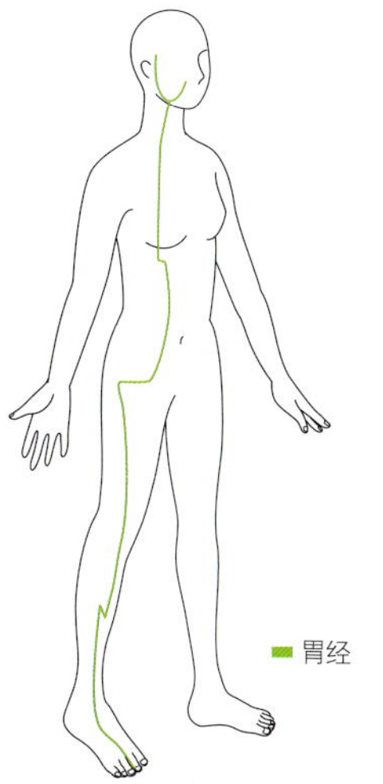

紧张导致颈部僵硬？ 胃肠能影响颈部？

颈部有胃经通过，因此与容易紧张而产生疼痛感的胃肠关系密切。胃经始于鼻子，经嘴巴、耳朵、颈部、喉咙、锁骨、胸部、腹部，最后到脚尖，从上至下贯穿全身。持续紧张造成压力累积，不仅造成胃肠出现问题，也可能让经络上的任何一点出现症状，特别是每天久坐办公桌前工作，颈部肌肉常处于僵硬状态，就会造成各种问题，要知道颈部前面除了胃经，还有和腹泻及便秘有关的大肠经。

肩膀僵硬

温暖热敷脖子后面的
中心和底部
温暖热敷
头部的重量支撑
在宝特瓶上

Neck

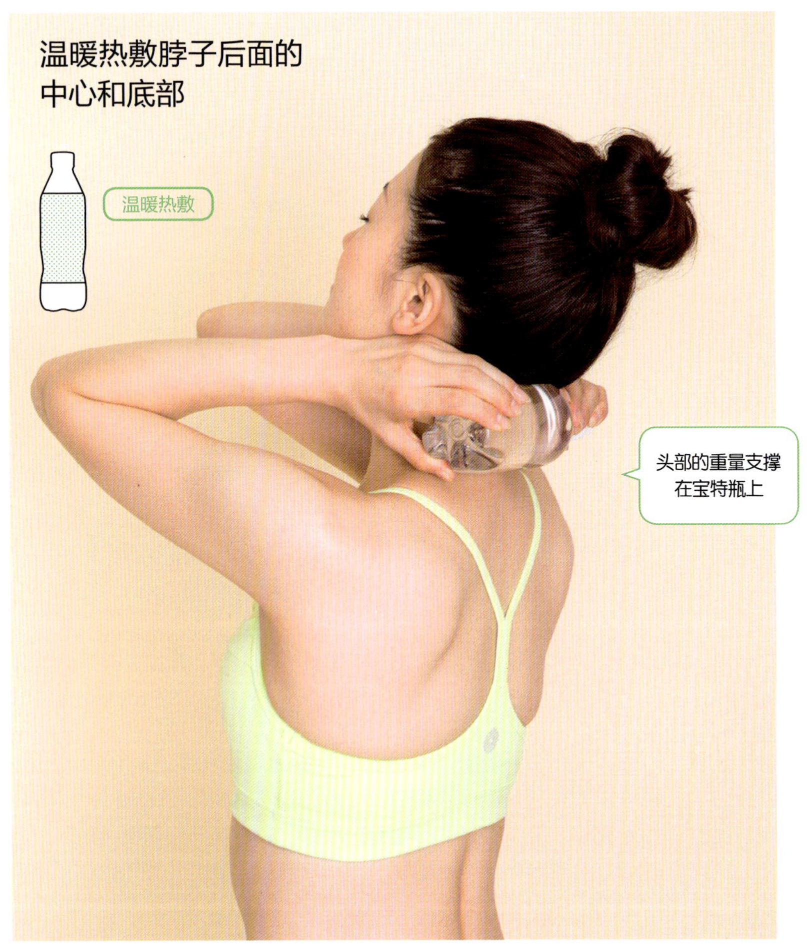

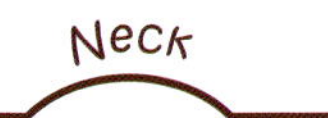

脖子

温暖热敷位于脖子后面的经络、血管和神经

将宝特瓶的中间部分抵住脖子后面，脖子放松，往上抬起。脖子正后方暖和起来后，再把宝特瓶抵住脖子的侧面，同样的往斜上方抬起。

脖子护理还能调整自律神经，进行全身调整

一方面通过脖子、身体背面中央从下往上流走的经络督脉，与6条阳经汇合交接起来，调整全身的阳气。另一方面，膀胱经始于眼睛，经过头、脖子、背部、腰部、脚、最后到达脚尖，从上至下贯穿全身，与头痛、腰痛等、尿频和尿少等泌尿系统疾病相关。另外，脖子上有自律神经关联很深的神经、以及衔接头和体干的粗大血管，还有影响整个身体的区域。总而言之，温暖热敷脖子，能使全身都起效果。

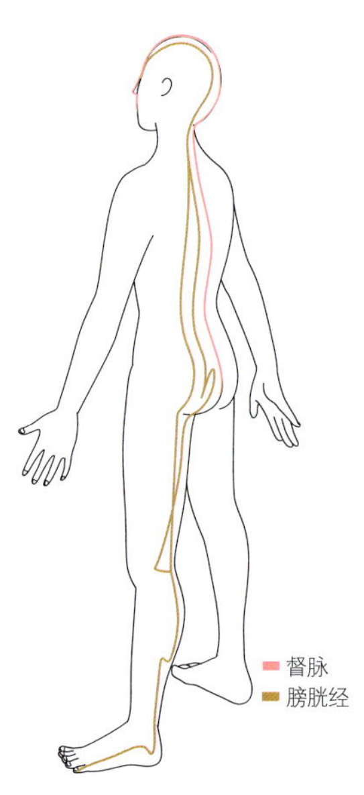

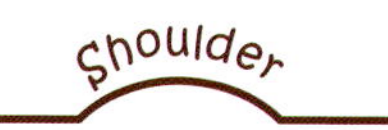

肩膀

治疗肩膀僵硬的特效穴位

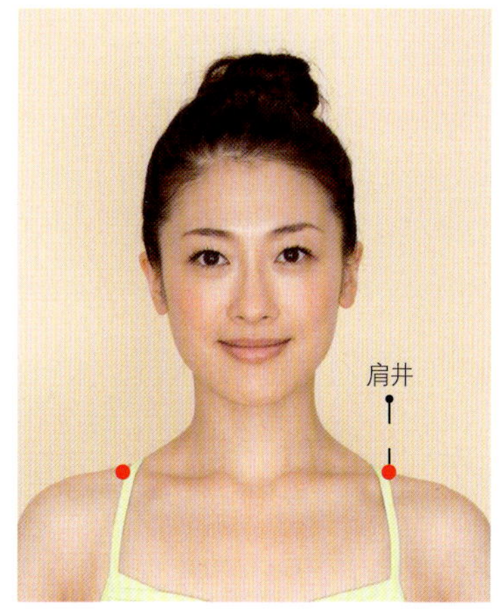

一起来按揉肩井穴吧。从肩膀中间上部开始来回推揉

将宝特瓶的底部在肩膀中间的肩井穴上下，左右来回推揉。一定要平衡好左右两侧都按摩到。

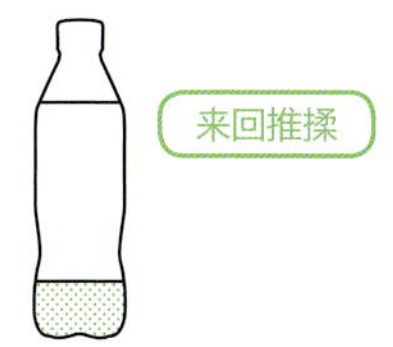

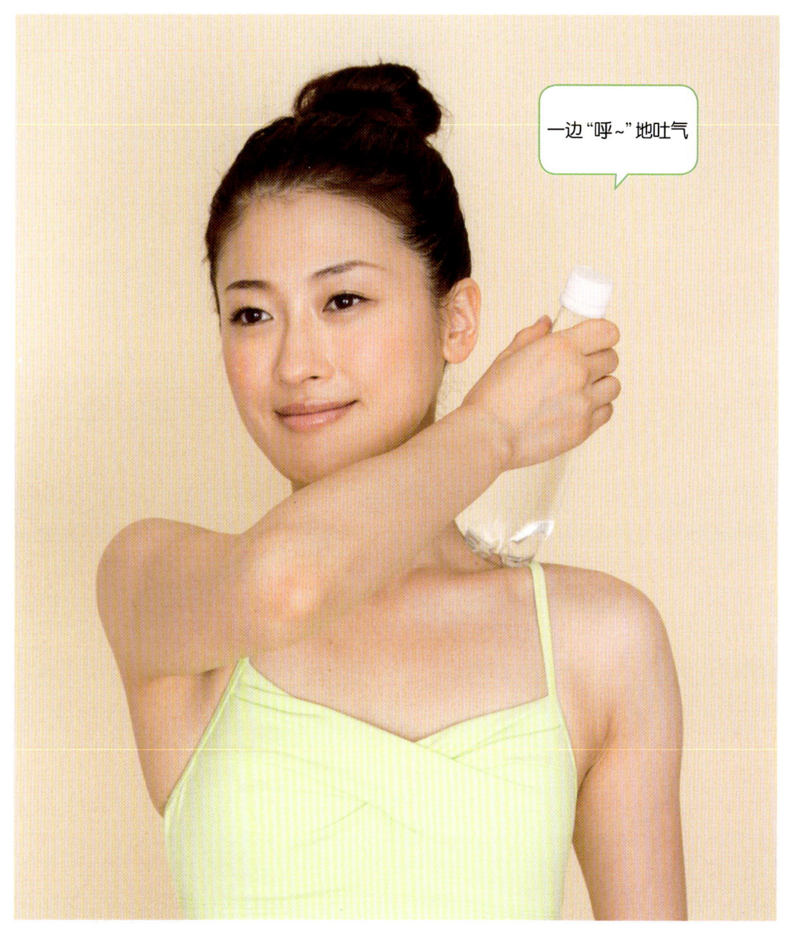

万能穴位肩井穴消除上半身的不适感

肩井穴是位于胆经上的穴位，胆经始于面部，经脖子、肩部、胸部、腹部、最后到下肢的脚尖。经络流通不畅或者胃功能失调，会引起各种肩膀僵硬现象。例如，肠胃失调伴随的肩膀僵硬、便秘伴随的肩膀僵硬、还有头痛伴随的肩膀僵硬等。针对顽固的慢性肩周炎，用宝特瓶底部，经常反复按揉肩膀，再加上多做转头运动，可以改善肩膀和背部的血液循环。

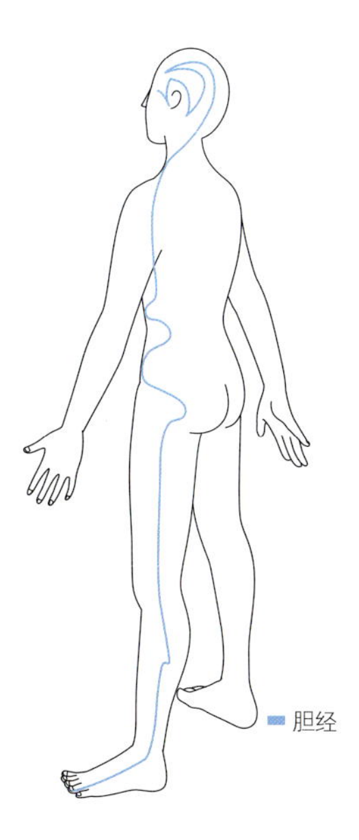

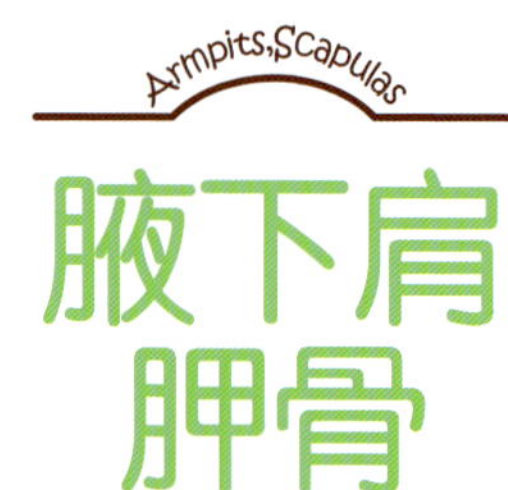

腋下肩胛骨

让位于腋下的经络和淋巴循环通畅

宝特瓶用力抵住

宝特瓶抵住腋下进行温暖热敷。这时，两条手臂也会一并暖和起来。腋下像夹住体温计一样夹紧宝特瓶。接着，保持夹住宝特瓶的姿势，划一个大圈地转动肩膀。向前转动4次，再向后转动4次。左右两边都要转动。

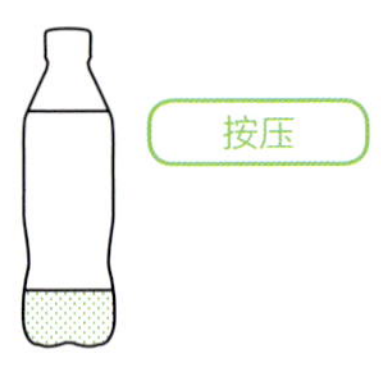

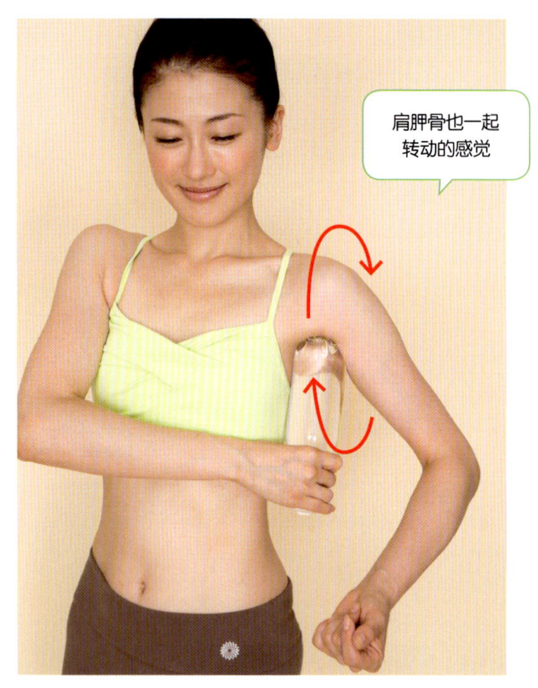

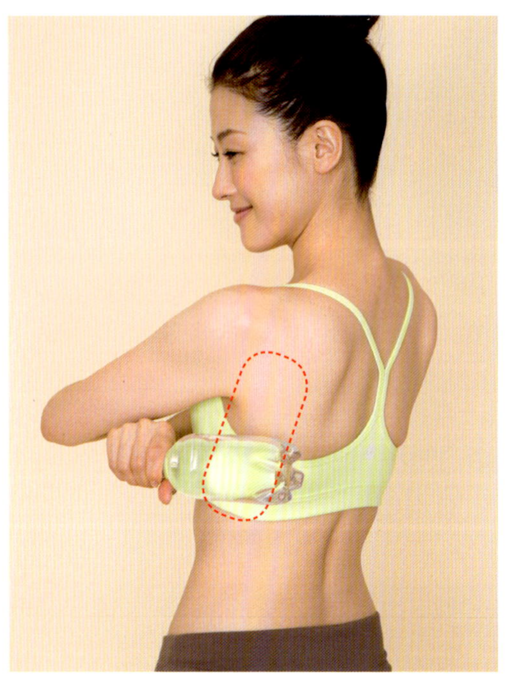

轻轻敲打腋下肩胛骨周围

单手握住宝特瓶，用宝特瓶中部轻轻敲打腋下后方肩胛骨周围。肩胛骨边缘容易囤积代谢废物，用另外一只空手抱住反面的肩膀，这样更方便敲击。

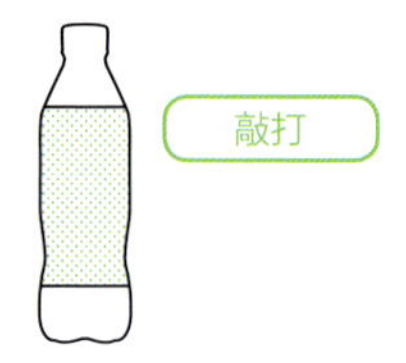

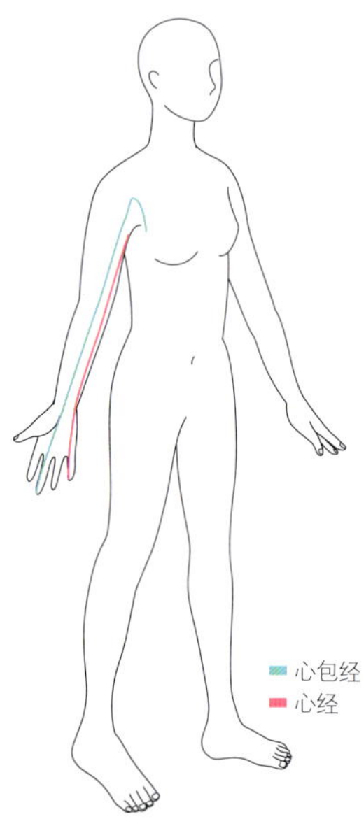

腋下是消除肩膀僵硬的关键

在这里，我们来研究一下腋下的两个部位。一个是夹住体温计的腋窝部位，另一个是离腋窝稍后面，可以摸到肩胛骨的部位。腋下有对紧张、不安、肩膀僵硬起效的，抑制出汗和腋下异味的心经、心包经，还有对消除两臂赘肉很有效的淋巴结。肩膀的构成，有做复杂动作的关节，以及众多肌肉。其中，难以护理的部分就是肩胛骨周围，通过对肩胛骨周围和腋下的保健可以有效缓解顽固的肩膀僵硬状态。

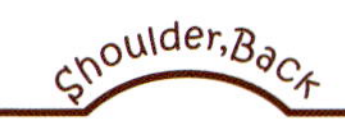

肩膀背部

结合伸展和拍肩的技巧进行拉筋松骨

牵引左右肩胛骨做拉伸

双脚打开，与肩膀并宽，双手分别握住宝特瓶的头部和底部，举过头顶，尽力向上伸直，踮起脚尖，拉伸背部。一边做深呼吸，一边拉伸至身体感觉最舒适的位置。拉伸过程中也要有意识地做深呼吸，注意不要憋气。

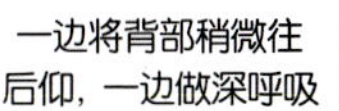

敲打时，“呼~”地吐气

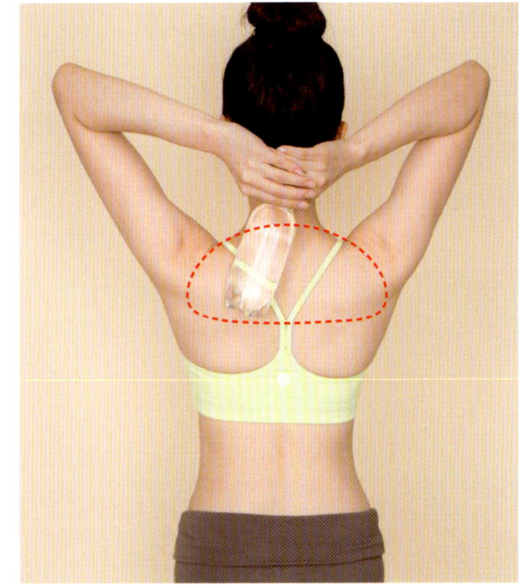

有规律地“咚咚”敲打肩膀

背部伸展运动做完后，弯曲手臂，用宝特瓶的中部敲打脖子后面、肩膀、背部。不要用力过大，有规律地轻轻敲打。

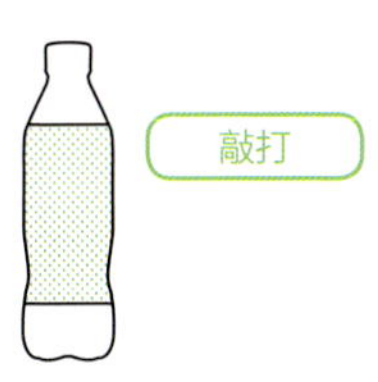

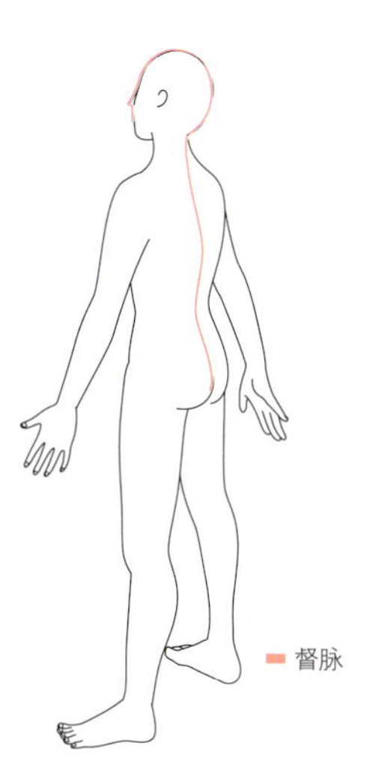

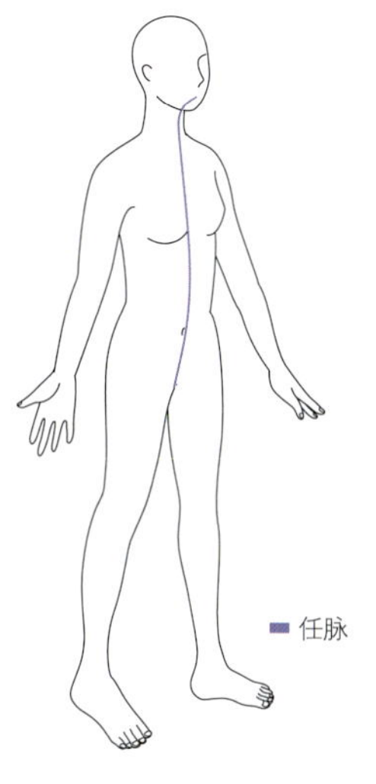

拉伸 & 按摩 10 倍功效

伸展运动拉伸背骨，手脚齐用力，拉伸全身筋脉。这个动作可以改善全身的气血流通，促进血液循环，缓解疲劳。日常生活中，很少做把双手举过头顶的动作，通过拉伸运动可以拉大肩关节的活动区域。而且，背部拉伸，特别还能刺激贯彻身体中央的督脉和任脉，调整十二经脉，改善气血运行。

手难以接触到的背部护理利用椅子来助力

背部僵硬

Back

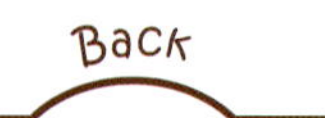

背部

将宝特瓶夹在椅子和背部之间，温经暖络，滚动按摩

温暖肩胛骨之间的背骨位置

在椅子的座面和背骨之间，将宝特瓶竖立夹住。夹在同肩胛骨之间差不多高度上。以这个姿势，胸部稍微往后靠，上半身抵住椅背。

"呼~"地吐气后，均匀地慢慢呼吸

温暖热敷

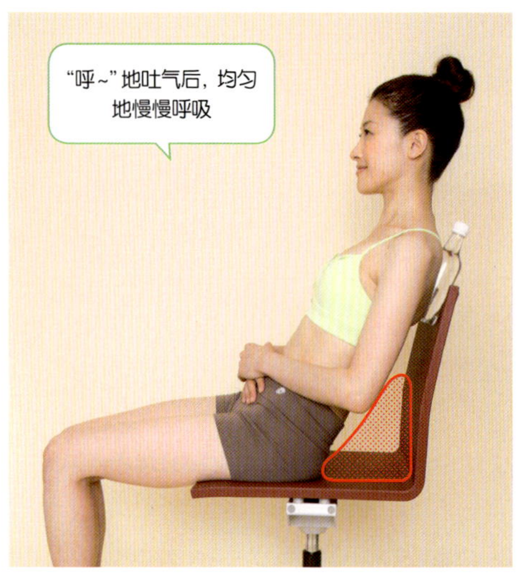

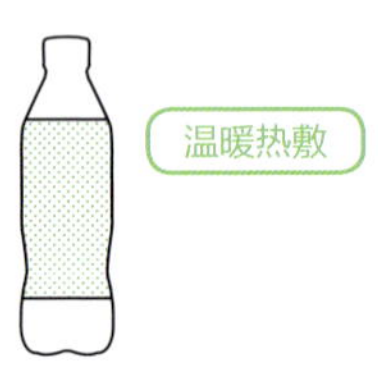

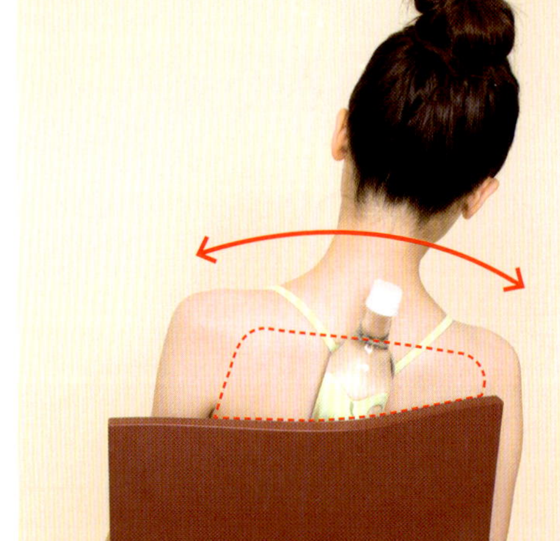

背部左右摇晃，缓解僵硬

将宝特瓶紧贴背骨和肩胛骨之间，一边把背压在椅子上，一边滚动着左右摇晃。身体弯的角度越大，刺激性越强。

滚动

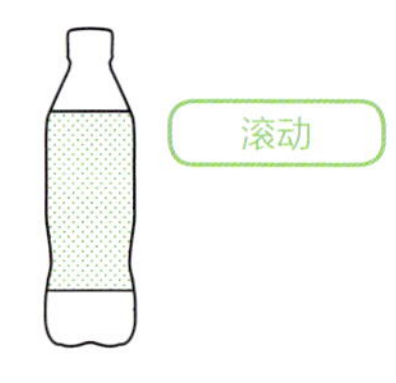

一旦放任不管会引起周身不适

手无法触及到的背部一旦产生酸痛要比肩颈部酸痛更容易被忽视，长此以往会加剧肩胛骨部的疲劳感，影响脊柱处的督脉及膀胱经的循环。督脉负责调整周身阳性经络，膀胱经则贯通人体从头到脚的各个部分，一旦这两处循环变差，会引起肠胃不调、腰痛及脚部浮肿等症状。对此，我们可以通过一种坐在椅子上的简单按摩来及时消除背部酸痛。

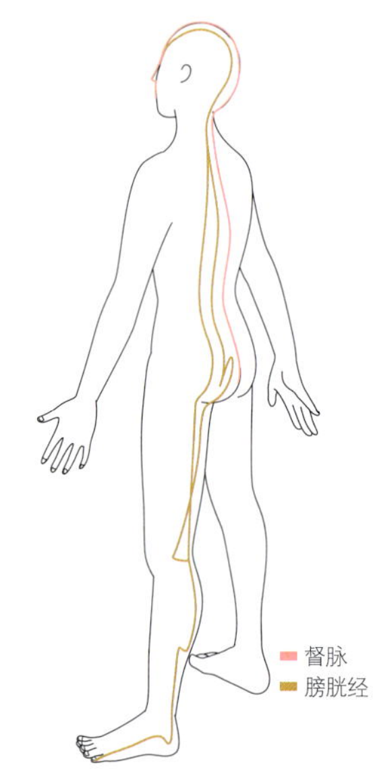

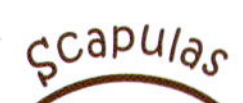

肩胛骨（外侧）

疏通积累在肩胛骨的代谢废物

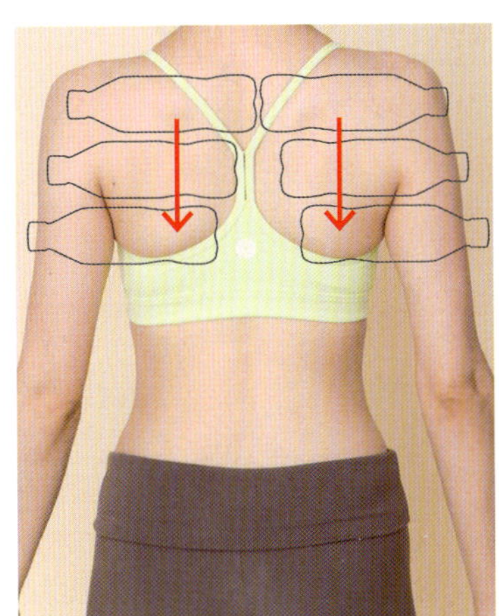

分多次按压肩胛骨

将宝特瓶横着放倒，夹在椅子靠背与肩胛骨之间按压。从靠近肩膀的部位，慢慢移动到肩胛骨的外侧和肩胛骨的上面。特别在肩胛骨与肩关节的根部，容易积压代谢废物，因此，左右两侧都要仔细按摩。

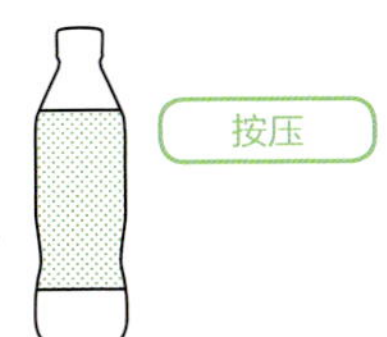

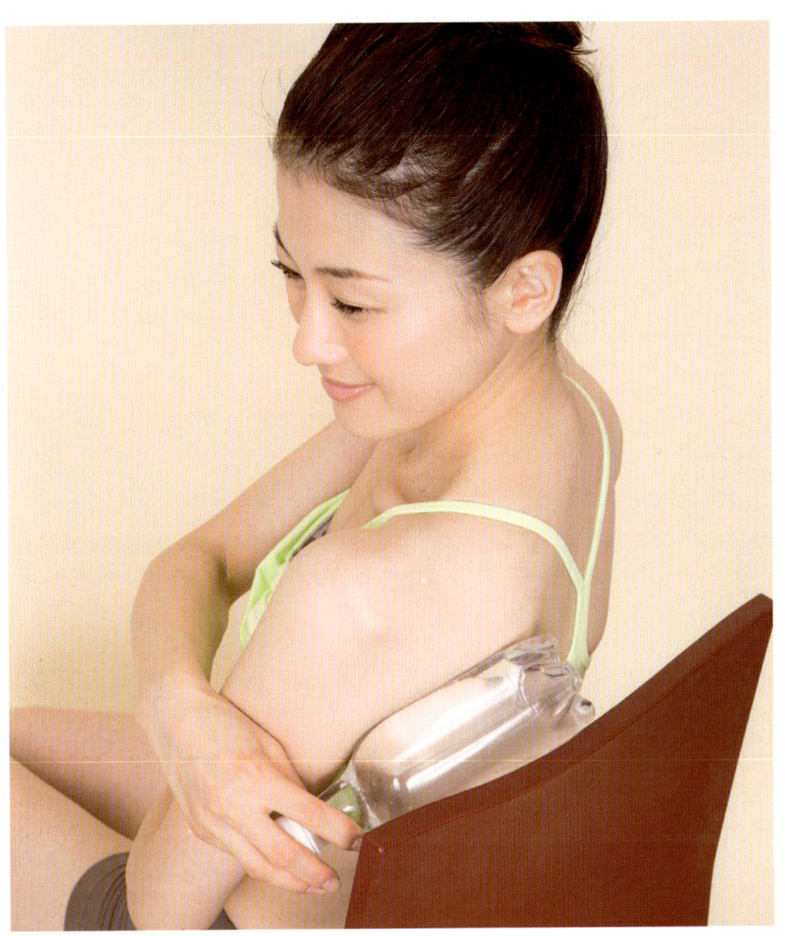

肩胛骨外侧保健可以消除各种僵硬症状

从肩胛骨连接肩膀的部分到外侧，胳膊下垂，会有重量负担。而且平日里，双手也很少向上做“万岁”的动作，这附近容易形成气血堵塞。肩胛骨上运行着小肠经，从事久坐工作的人，经常长时间保持同样的姿势，特别会使小肠经的运行变差，也是形成脖子僵硬、肩膀僵硬、背部僵硬的原因。

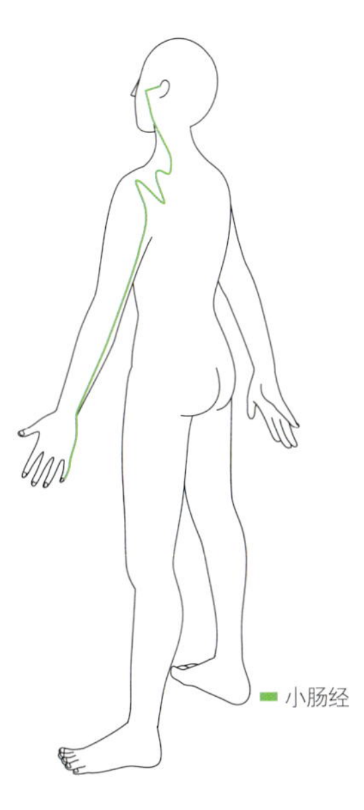

从事办公室工作、站立工作、过度行走的人要注意
膝盖内侧和腿部内侧、外侧，腰部、腹部和手的保健

腰痛

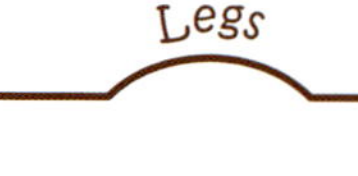

腿部（后面·内侧）

疏通下肢的后面和内侧经络吧

从阿基里斯腱往上抚擦到大腿根部

双手握住宝特瓶，用宝特瓶中部按摩腿内侧，从阿基里斯腱抚擦到大腿根部。一边慢慢地温经暖络，一边进行按摩。

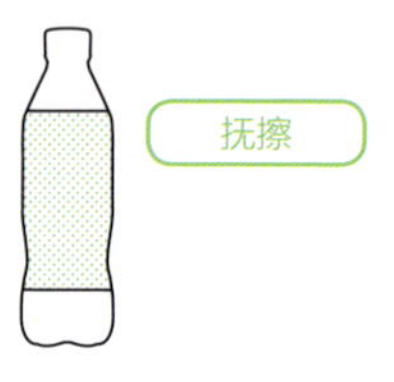

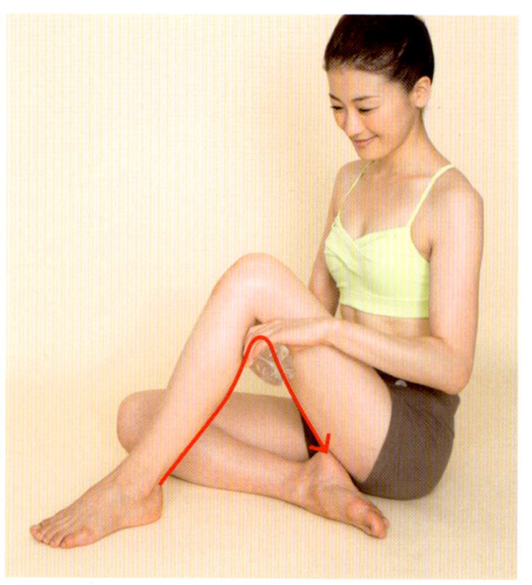

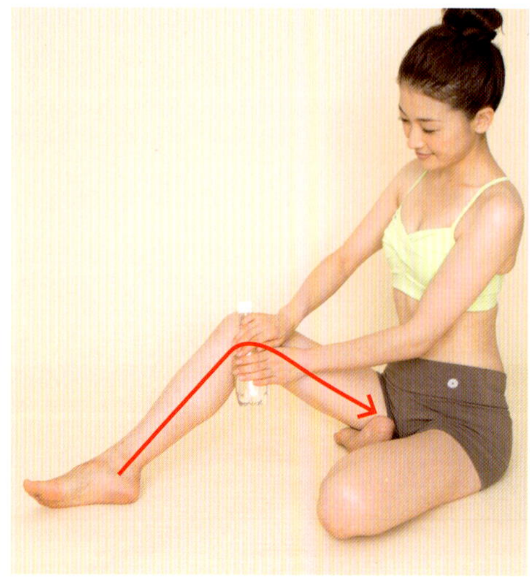

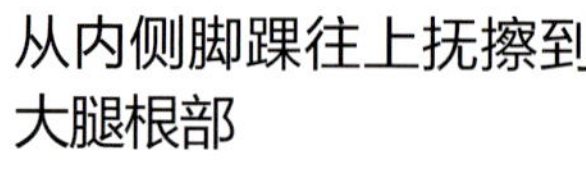

从内侧脚踝往上抚擦到大腿根部

同样的方法，从脚内侧的脚踝开始往上按摩，经膝盖内侧，最后到大腿根部。

尝试治疗慢性腰痛的腿部保健

腿部内侧的膀胱经跟腰痛关联很大。膀胱经始于头部，经膝盖内侧，最后到达脚尖。另外，腿部内侧除了膀胱经之外，还运行着其他经络。因办公室工作久坐、湿气、紧张性肥胖而功能减弱的脾经，因站立工作、受寒和随年龄增长而功能减弱的肾经，因锻炼肌肉过度步行而功能减弱的胆经。对于按摩腰部（患部）也难以见效的慢性腰痛，推荐这个远程的脚部按摩法。

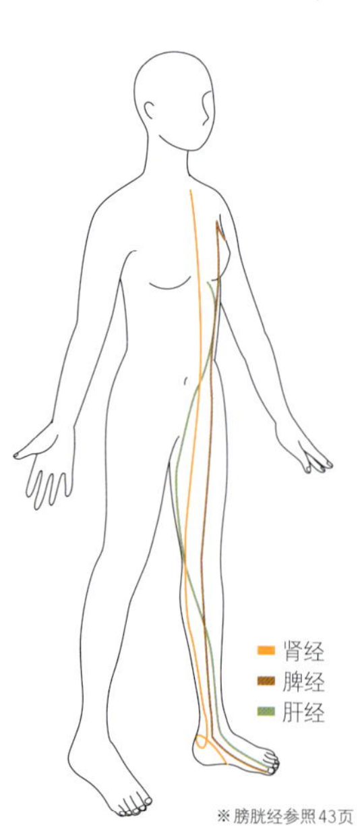

※膀胱经参照43页

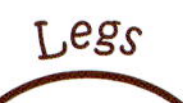

腿部（后面·外侧）

一边按摩对腰痛起作用的经络，一边刺激穴位

从外侧脚踝往上抚擦到大腿根部

双手握住宝特瓶，用宝特瓶中部由下往上按摩腿外侧，经膝盖外侧，最后到大腿根部。

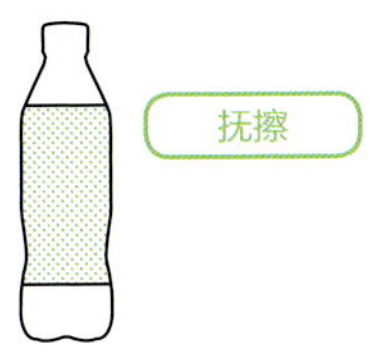

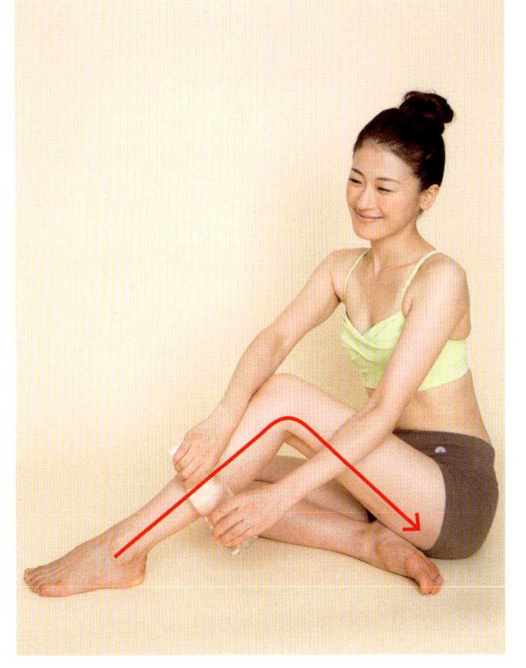

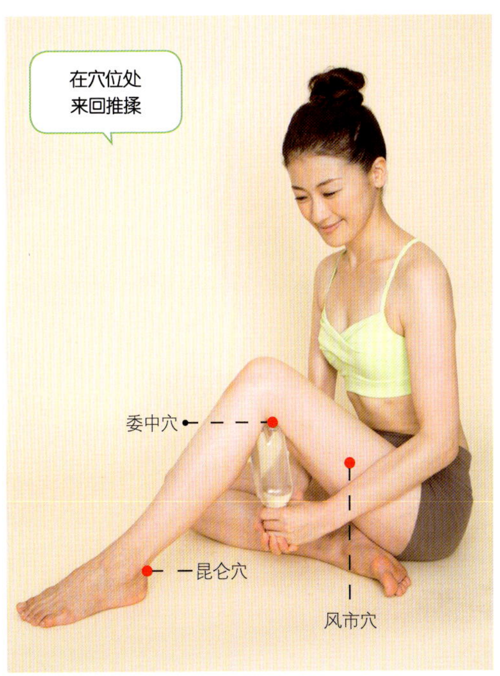

用瓶底按摩、刺激下肢的这些穴位

使用宝特瓶的瓶底按压委中穴、昆仑穴、风市穴3个穴位。委中穴位于膝盖内侧。昆仑穴位于外踝尖与跟腱之间的凹陷处，可以按压到骨头的地方。风市穴是在手臂自然下垂时，中指的指尖碰到大腿上的位置。

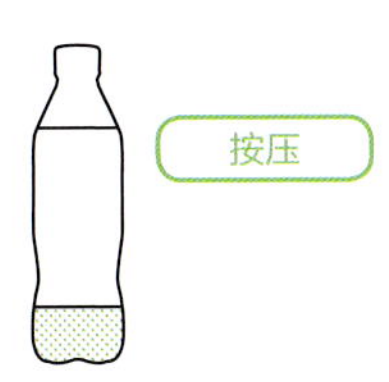

注意容易积压代谢废物的膝盖内侧

通过膝盖内侧的膀胱经，贯穿整个全身背面，腰痛牵涉到膝盖内侧、腓肠肌和脚踝。而且，膝盖的内侧里面还有淋巴结，是容易累积代谢废物的部位。除了腰痛以外，脚部疲劳、酸痛或者浮肿、膝盖疼痛的时候按摩膝盖内侧会起到一定的效果。坐着的姿势，把宝特瓶夹在膝盖内侧，脚踝前后晃动，也能达到一定的效果。

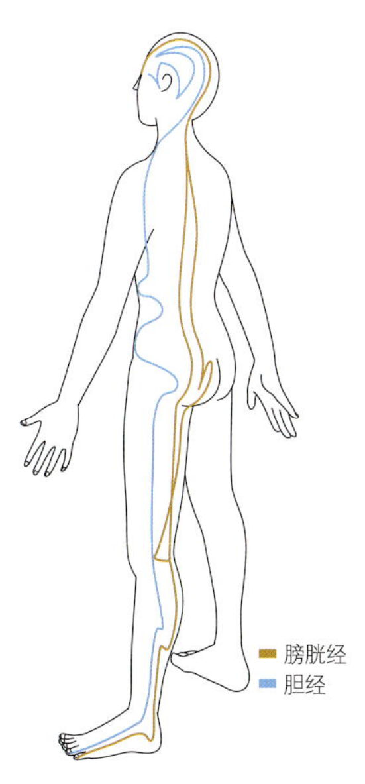

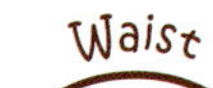

腰

温暖热敷腰围，按压腰痛患处

在后背与臀部间上下按摩

双手握住宝特瓶，用宝特瓶的中部，从能够触及到背部的上方，经过腰部，最后到达臀部，上下反复按摩温经暖络。感觉患处发热，或者伴随强烈疼痛感的情况下停止动作。

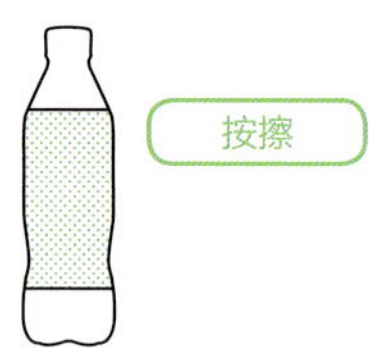

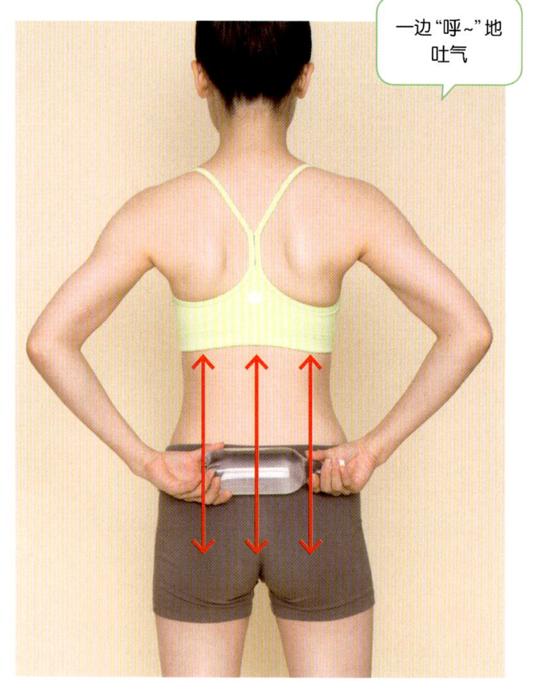

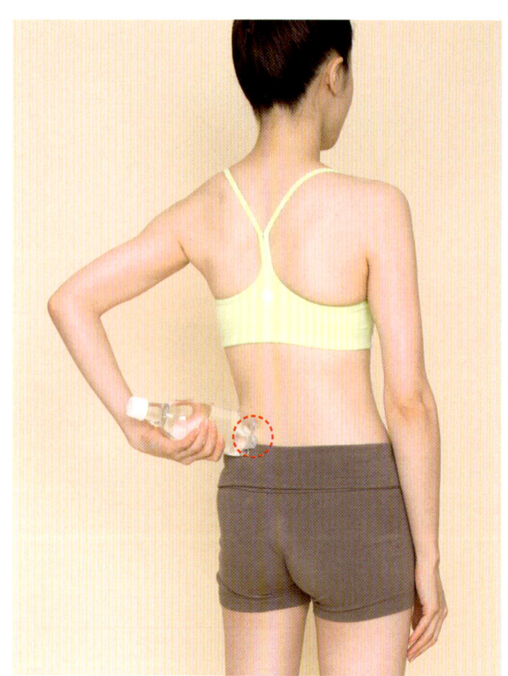

宝特瓶支撑身体重心，按压腰部的患处

双手握住宝特瓶，瓶底抵住患处按压。仅靠手部力量按压会增加手和肩的负担，所以要控制好身体的着力点再按压。瓶底抵住患部，并固定好位置，身体稍微倾斜，侧屈加压。

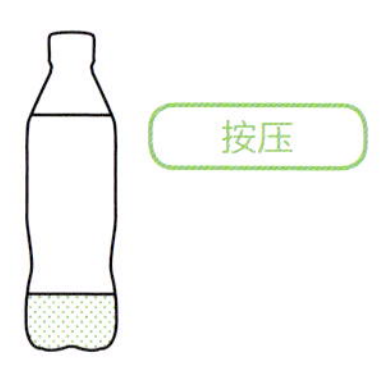

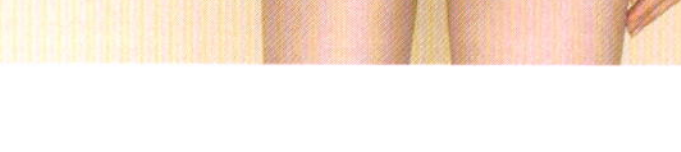

善待腰部，生活更美好

日常生活中多留心，完全可以预防腰痛的发生。最重要的是姿势。弯腰驼背，身体前倾的姿势对腰部的负担很大。要持续这种姿势时，将双手叠起置于头顶，挺直腰板，试着做伸展运动。在“半弯腰”“身体前倾”时容易闪到腰。提起重物、刷牙、弯腰穿鞋等要采用对腰部温柔的姿势。还有“弯曲膝盖”，稍微弯曲膝盖可以减轻对腰部的负担。

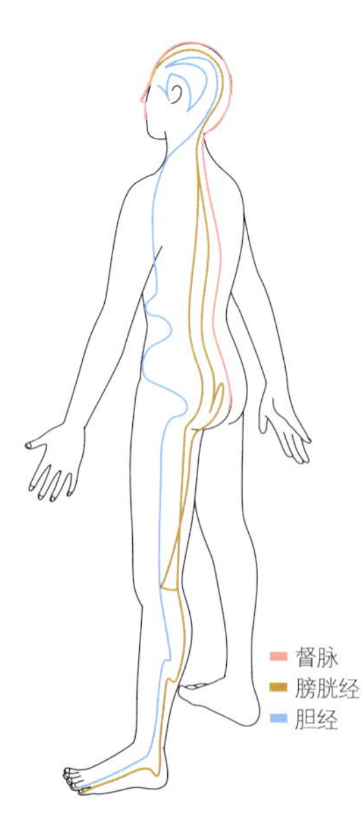

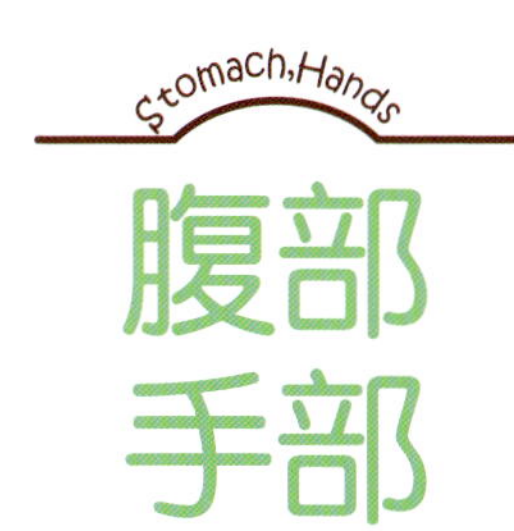

腹部 手部

护理下腹部和手部

确认丹田的位置，然后热敷

肚脐眼往下横着4根手指的位置的下方就是丹田。①一边深呼吸，一边用宝特瓶的侧面温暖热敷丹田及其附近的位置；②热敷后，一边吐气，一边从上往下抚擦整个腹部。

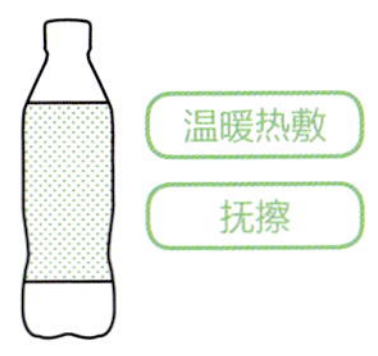

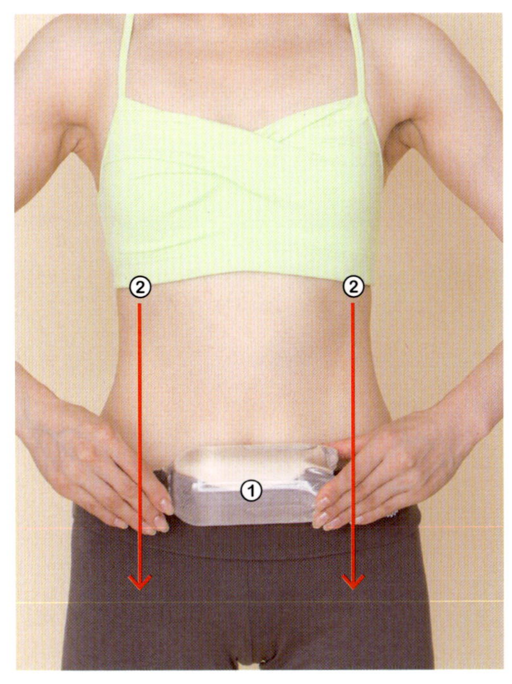

按压手背上两个腰痛点

手背上，食指与中指指尖，无名指与小指指尖，腕横纹与掌指关节中点处就是腰痛点。用宝特瓶头部凸起的部分按压。

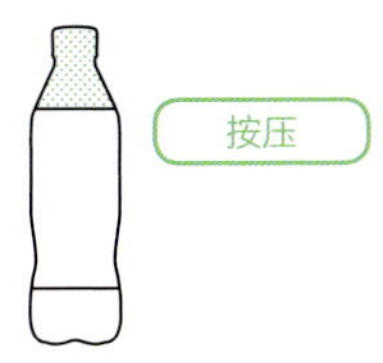

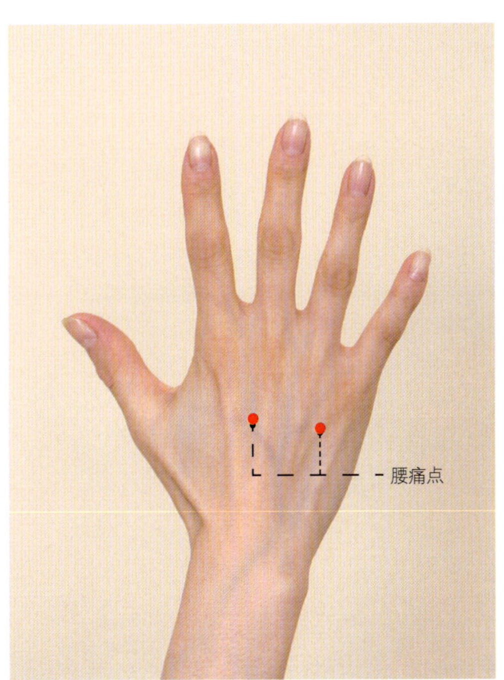

温暖丹田，改善因腹肌运动形成的腰痛体质

身体肥胖的人比普通人的肚子更往前凸起，为了保持身体的重心，身体的姿势会是自然朝后仰的状态，长久保持这种姿势就容易形成腰痛。为了防止造成这种状况，只要收起小腹就行。温暖丹田，提升生命力，按摩整个腹部，可以使血液循环变好，腹肌活动也会变好。若察觉下腹有突出的迹象，可以积极做一些腹肌运动使内脏不向外凸起，腹部锻炼还能改善腰痛体质。

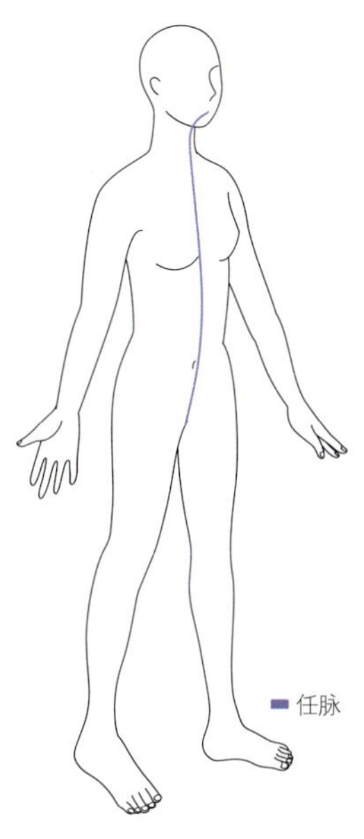

Column

☑ 人体五大主要脏器自我检测表

下面的检测表A至E中，请勾选符合自己实际情况的项目。

你体内的五大主要脏器，哪个偏弱呢？

当你感觉到身体状况有点问题时，先用这个自我检测表，看看是哪个内脏有偏弱的情况，然后再参考下一页针对各种形态的建议来寻求改善。

type A

- ☐容易抽筋
- ☐容易焦虑
- ☐脸色偏青
- ☐指甲容易断裂
- ☐眼睛干燥充血
- ☐腹泻或便秘
- ☐月经不调
- ☐体味中带有油脂臭味
- ☐容易流眼泪
- ☐想吃酸的食物

type B

- ☐无法控制自己的情绪
- ☐容易心悸
- ☐脸色通红
- ☐记忆力衰退
- ☐容易流汗
- ☐头晕、感觉发热
- ☐不喜欢夏天
- ☐睡不好
- ☐容易感到不安
- ☐有时胸口会痛

type C

- ☐嘴唇容易干裂
- ☐烦恼很多事
- ☐一整天都坐着
- ☐食欲不振
- ☐常腹痛或腹泻
- ☐味觉出问题
- ☐口水变少或分泌过多
- ☐有血尿、血便、鼻血等出血症状
- ☐非常想吃甜食
- ☐有痰

type D

- ☐流鼻水或鼻塞
- ☐容易感冒
- ☐觉得有痰卡在喉咙里
- ☐脸色偏白
- ☐不容易流汗
- ☐打喷嚏
- ☐入秋时身体容易变差
- ☐肌肤容易干燥
- ☐喜欢辛辣食物
- ☐容易变悲观

type E

- ☐感到体力衰退
- ☐白头发增加
- ☐肌肤没有弹性
- ☐体温低
- ☐尿频
- ☐怕冷、不喜欢冬天
- ☐耳背
- ☐长时间站着工作
- ☐脸色黯淡无光
- ☐想吃咸的食物

Advice!

五大主要脏器对应建议

现在请确认下，在前面自我检测表A至E中哪一栏的勾选比较多呢？只要选中的有三个以上，就表示对应那个脏器偏弱，需要你多加留意该脏器的运作了。勾选最多的那栏代表那是最弱的脏器，如果出现有两栏一样都很多的情形时，就表示有两个内脏都偏弱。

肝脏功能衰弱型 type A

肝脏偏弱的人最好补充酸的食物和鸡肉、小麦、韭菜、李子等。在春天时身体比较容易出现状况。经络方面，可以抚擦肝经、胆经。

心脏功能衰弱型 type B

心脏偏弱的人最好补充苦的食物和羊肉、菖头等。在夏天和天气热的时候心脏会比较弱。经络方面，可以抚擦心经、小肠经。

脾脏功能衰弱型 type C

脾脏偏弱的人最好补充甜的食物，多吃小米、牛肉、枣子等。天气湿热时要注意。经络方面，可以抚擦脾经、胃经。

肺脏功能衰弱型 type D

肺脏偏弱的人最好补充辣的食物，多吃葱、马肉、桃子等。在初秋或干燥季节，身体容易有状况。经络方面，可以抚擦肺经、大肠经。

肾脏功能衰弱型 type E

肾脏偏弱的人最好补充咸的食物，多吃豆类、猪肉、栗子等。在冬天和寒冷的地方要注意。经络方面，可以抚擦肾经、膀胱经。

东方医学以“五行说”为基础，把万物分为“金木水火土”五类，彼此互相影响并保持平衡。把人体五大主要脏器按此说法分类，则肝属木、心属火、脾属土、肺属金、肾属水。我们这些治疗专家会参考“五行色体表”作诊断和治疗，这个表上写明了与五行有关的脏器和身体部位、什么时候脏器会出问题、出问题的原因、如何针对脏器进补。运用这个“五行色体表”，依五大主要脏器分类，分别写出各类型需要注意在饮食上做哪种补强、需留意季节变换，以及相对应的经络（参考第14、15页）。还有，关于每天一定要吃的食物，请参考第80、81页“食物的味道和功效”专栏，积极摄取可增强各脏器功能的食物味道（五味）吧！

紧张型头痛、偏头痛等
头痛的类型不同，护理方法不同

头痛

Scalp

头皮

促进头皮的血液循环吧

用宝特瓶的瓶底按摩

一边均匀地吐气，一边像梳头发似的，用宝特瓶的瓶底，从额头的中央开始抚擦，经过头顶，再到后颈发际线。然后，头部的左右两侧也同样地抚擦，从前额发际线，经过头侧部分，最后到后颈发际线。

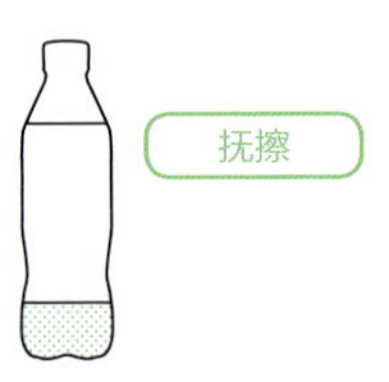

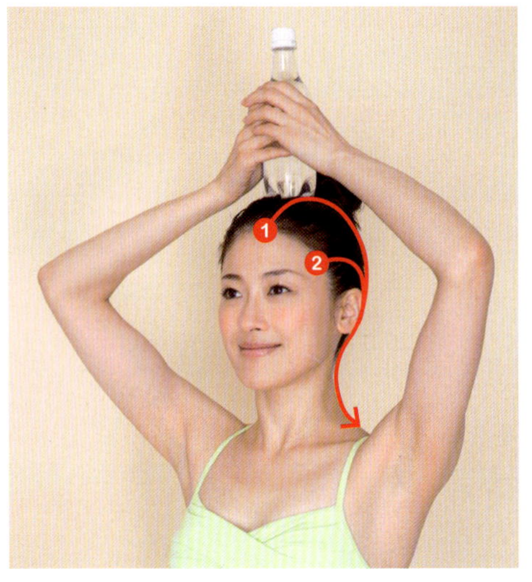

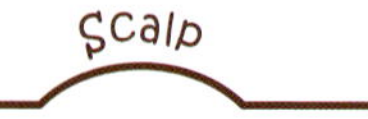

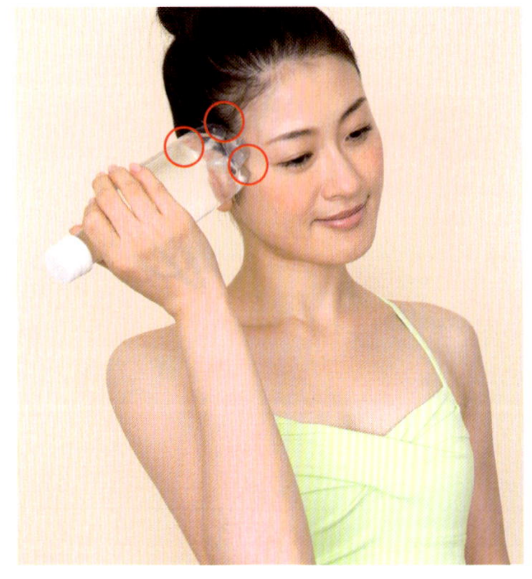

按压耳朵周围，鬓角的三点

用宝特瓶的瓶底抵住耳朵周围三点和鬓角，头稍微倾斜，利用头部重心支撑来按压。左右两侧都要做。

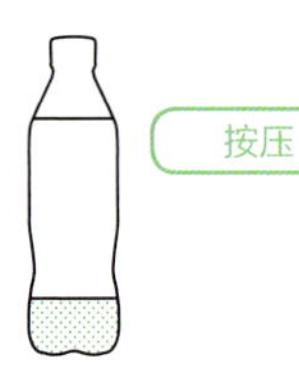
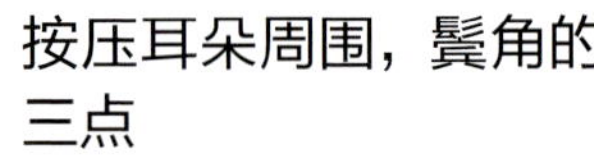

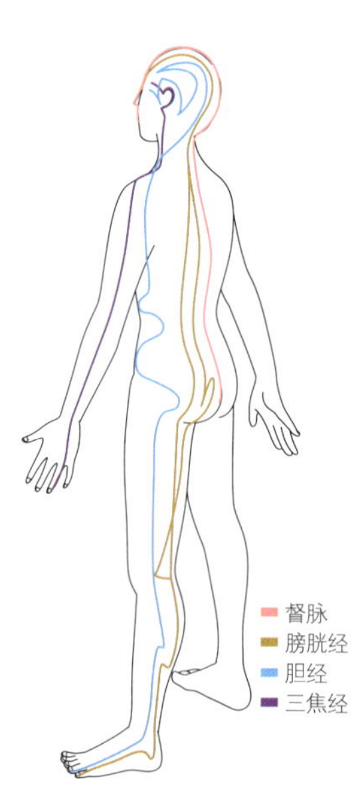

根据头痛的种类，改变护理方法

头痛的类型不同，护理的部位也不同。①紧张型头痛的症状表现为，头部有剧烈地勒紧一般的疼痛。疼痛部位主要在后脑勺。傍晚疲劳时发作次数比早上更多，需要护理头皮、颈部、胳膊；②偏头痛的症状表现为，中重度、搏动样头痛，头痛多为偏侧，女性居多。需要护理胳膊、脚部。发生搏动般头痛时，强烈的刺激有可能加重头痛症状，这时，最好不要做头皮按摩。

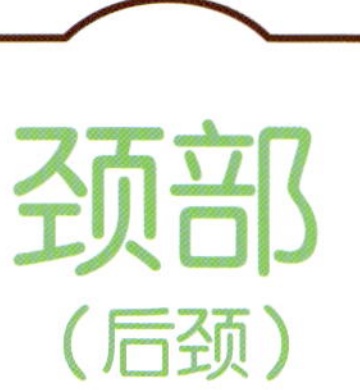

利用头部的重量，缓解头部紧张

分多次按揉后脑勺

用宝特瓶的瓶底抵住后颈的颈窝部分。头上扬，①头部向后倾斜；②头部左右匀速摆动。手握住宝特瓶固定，抵好，感觉宝特瓶支撑着头部的重心一样。

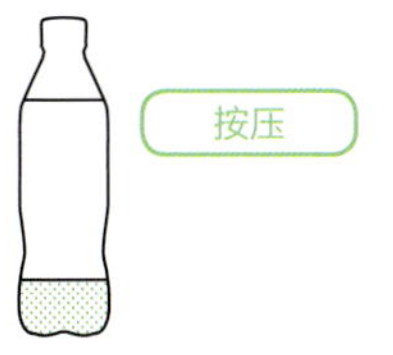

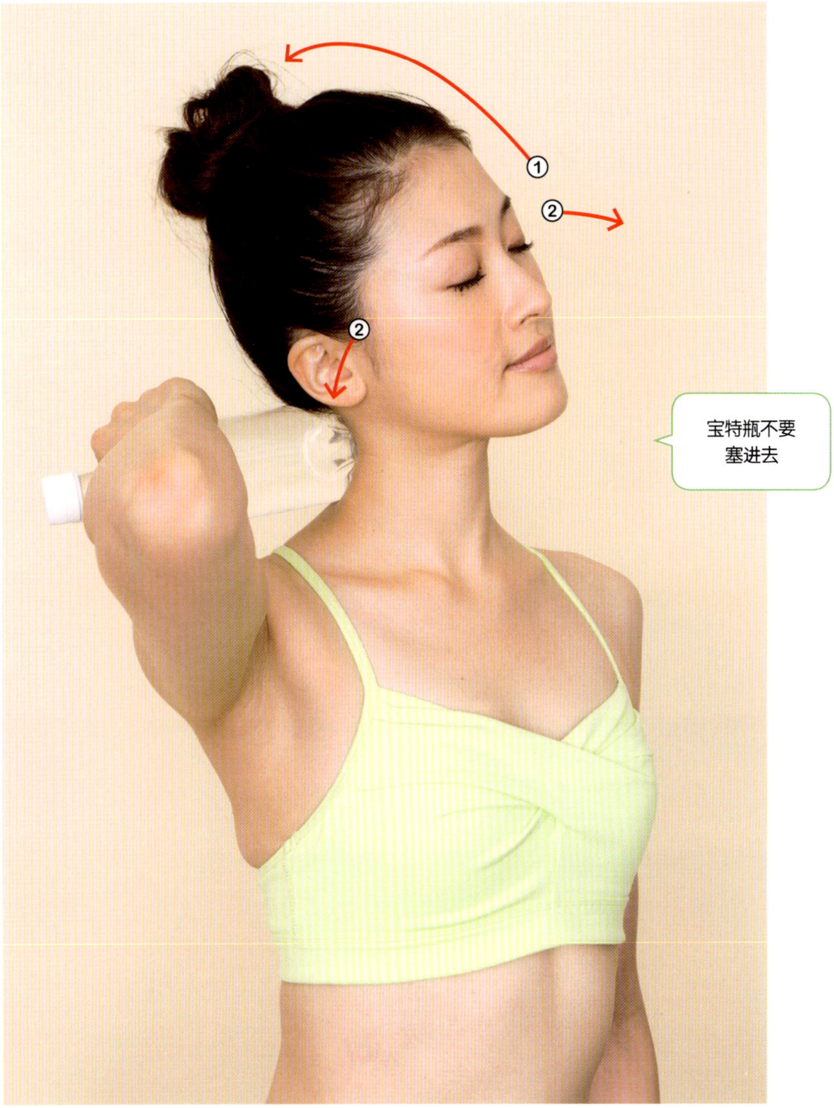

宝特瓶不要塞进去

一次性疏通五条经脉循环的护理

后颈部位，运行着督脉、膀胱经、胆经、小肠经、三焦经五条经络。傍晚或疲惫的时候，大多数人会有肩膀僵硬、脖子僵硬、头重等感觉。放任不管的话会引起紧张型头痛。通过后颈护理，可以一次性改善五条经络，后颈气血通畅后，不仅头痛的症状，还能调整全身状态，也能消除疲劳。另外，在办公室工作间隙，做后颈护理，可以预防形成眼睛疲劳。

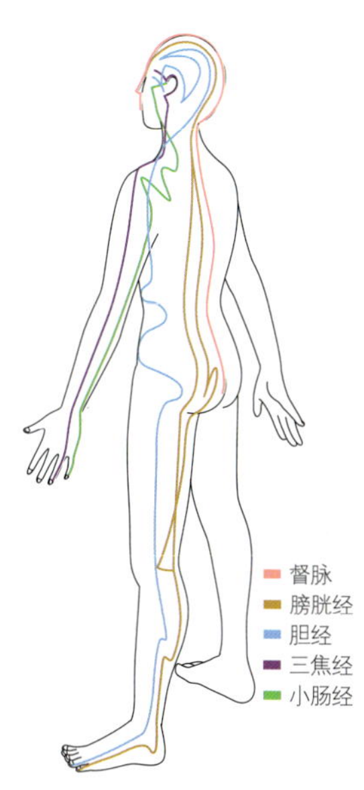

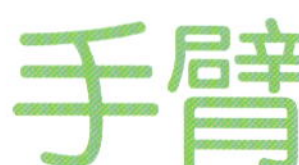

手臂

按压对手臂疼痛起效的经络

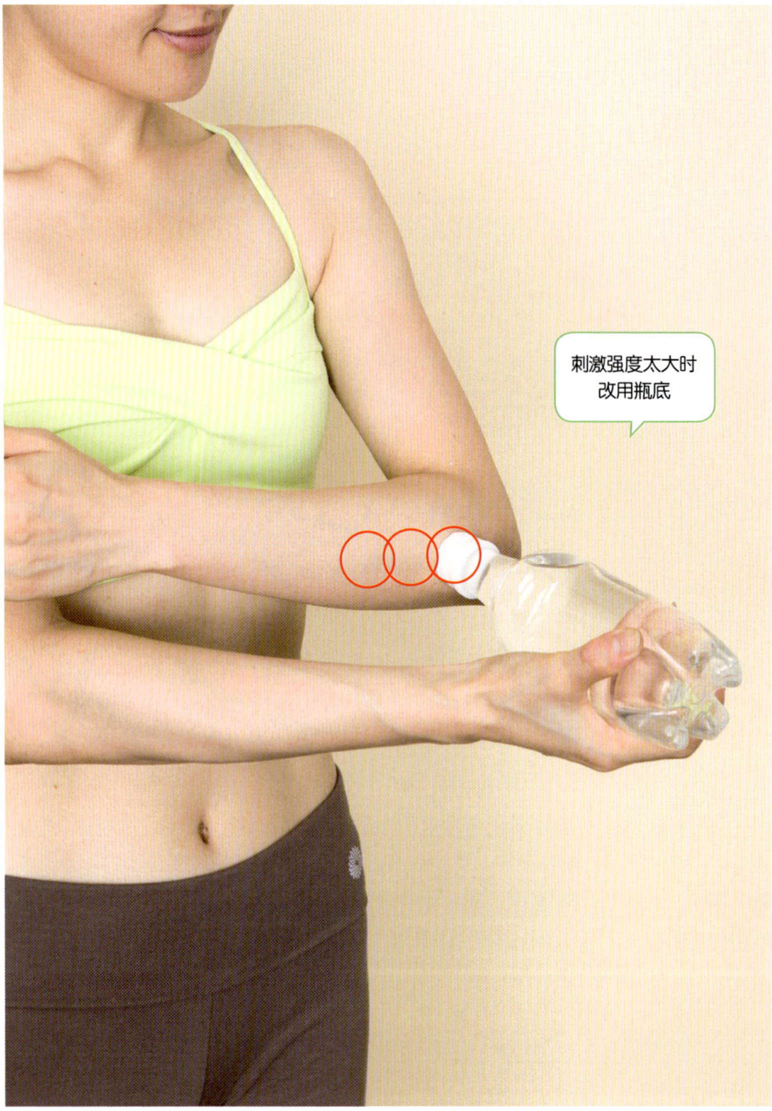

从手肘到手臂按揉三点

手臂放到身体前面，手掌朝向身体一侧弯曲，从手肘往下到手臂一半的位置，用宝特瓶的头部，分三次一边按压一边来回推揉。头痛时，瓶头一按压，就会疼痛不止，按压穴位时，一边“呼～”地吐气，一边按压。

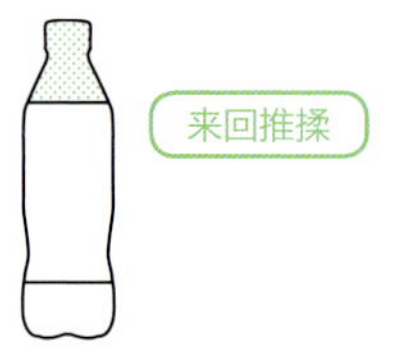

刺激强度太大时
改用瓶底

不同的头痛类型的禁忌行为

头痛的种类不同，禁忌行为也不同。由肌肉收缩引起的头痛是紧张型（肌收缩性头痛）的情况分别为：①身体发冷（特别是后颈底部）；②紧张；③电脑等电子机器使用过度，需要前倾的精细作业等。由血管扩张引起的头痛是偏头痛的情况为：①紧张；②饮酒；③喝咖啡、吃奶酪、吃巧克力；④入浴；⑤对五官（五感）的强烈刺激，例如吃辛辣的食物、喷香水、听音量大的音乐等。

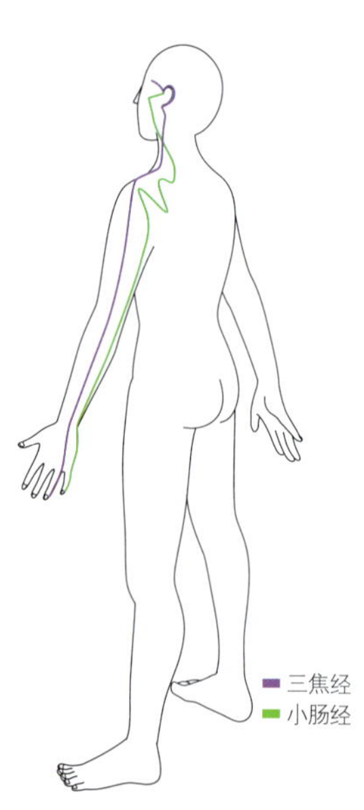

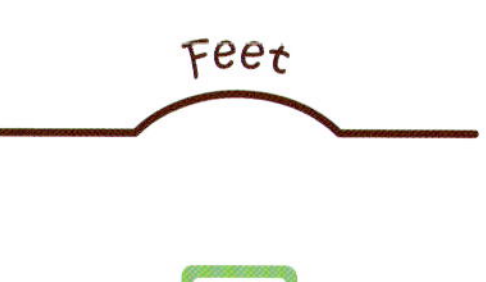

足

刺激足部对疼痛起效的穴位和经络，使头痛症状缓和下来吧

要点是按压穴位和疏通经络

①按压有镇痛的穴位，位于脚拇指的趾蹼缘根部的行间穴；②朝脚踝的方向，向上延伸，一直到碰到骨头为止；③碰到骨头的位置就是太冲穴。这个穴位也要按压。双脚都要做。

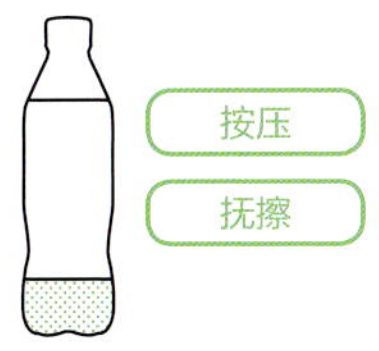

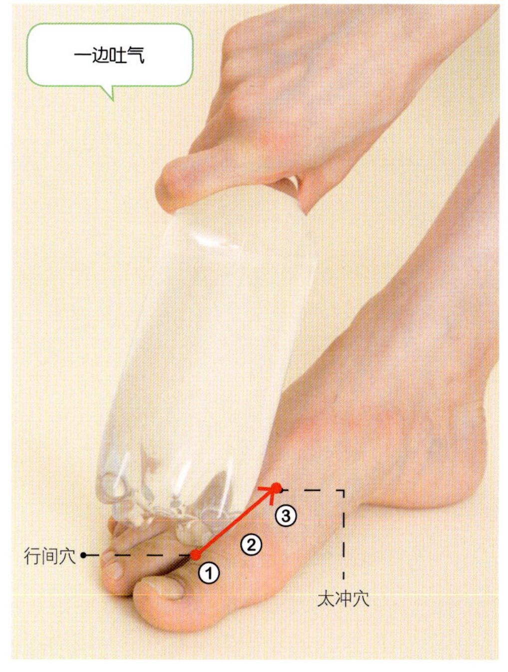

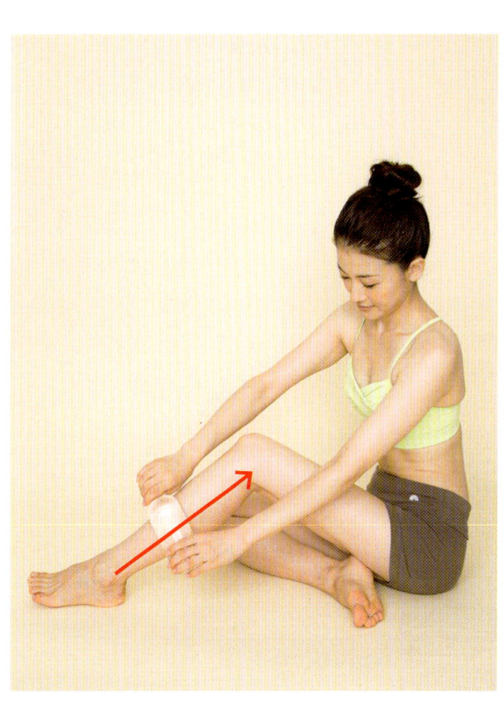

从外脚踝往上抚擦到膝盖外侧

双手握住宝特瓶，用瓶身中部，从外脚踝往上抚擦到膝盖外侧。头痛严重时，可以用瓶底部位给予更强的刺激。

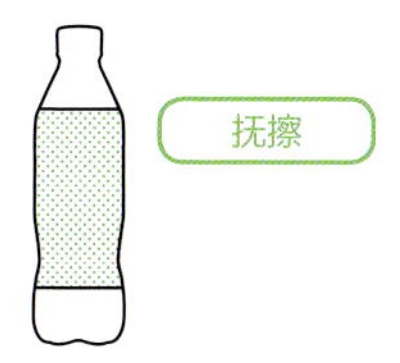

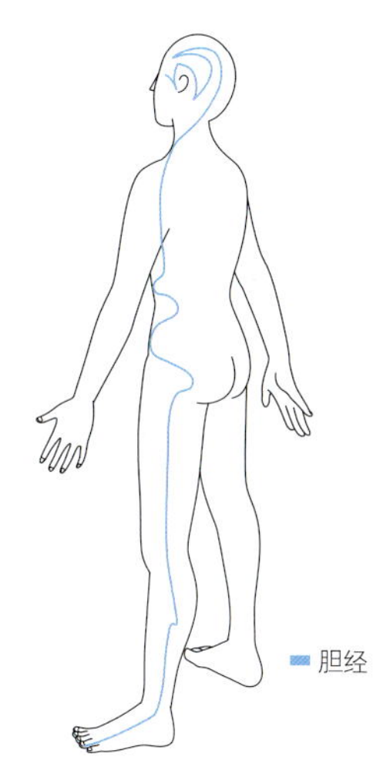

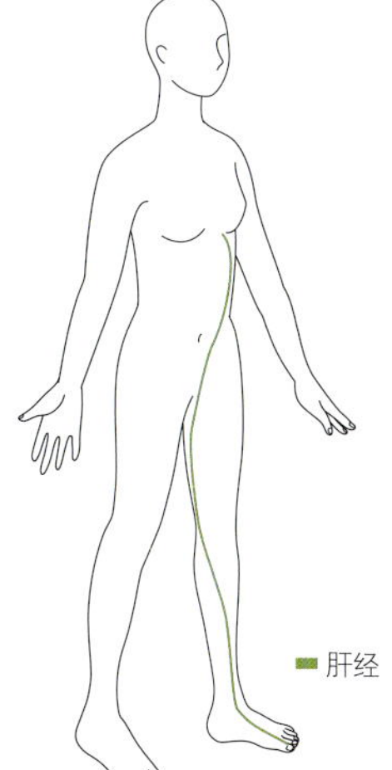

不同头痛类型的“救助”行动

发生头痛时，除了做按摩之外，还有其他应对方法吗？ 根据不同类型的头痛，紧张型头痛的应对情况为：①好好地泡个澡，消除肌肉紧张；②听可以缓解压力的音乐；③消除眼睛疲劳；④喝“酸味”与缓和压力的“甜味”的热柠檬水，少量的酒也能达到效果。偏头痛的应对情况为：①闭目养神，听音量较小的音乐，但最好是不要听；②增加睡眠时间。

对美容也有坏影响
改善肠胃功能即可消除

便秘

Back,Hips

背部 腿部

让肠胃里面的经络通畅起来吧

从背部到臀部大范围抚擦

双手握住宝特瓶的瓶身中间部分，从背部到臀部上下抚擦。背骨中央部分按摩完后，将宝特瓶移动到两边，身体后面整个部位都要抚擦到。

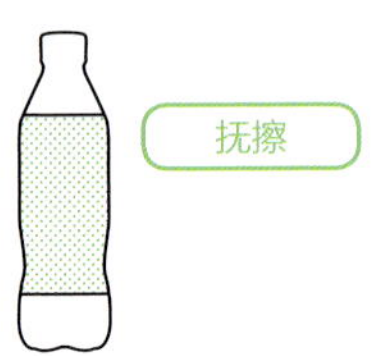

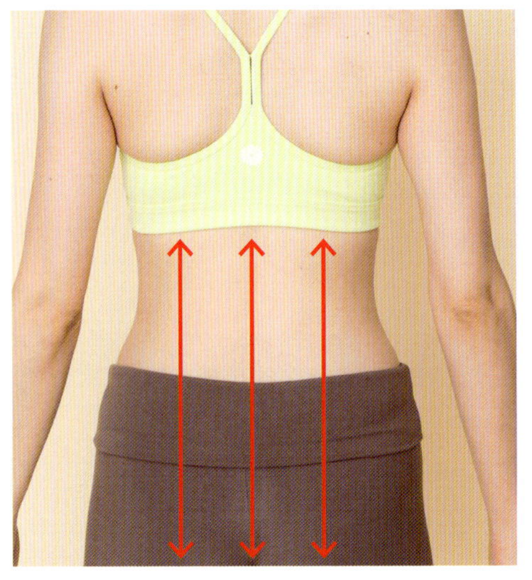

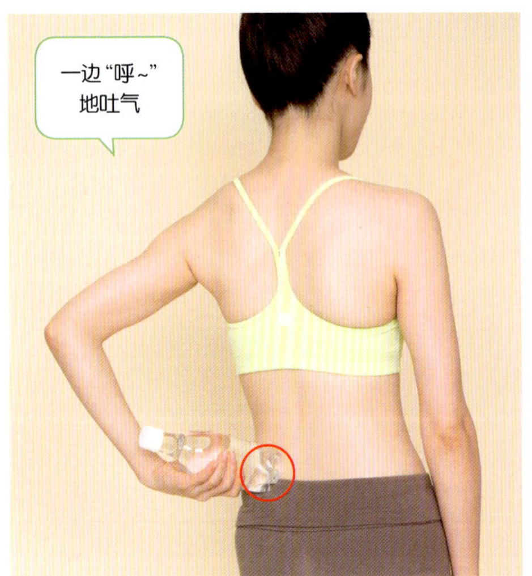

按压便秘的特效穴

利用宝特瓶的底部，按揉便通穴。便通穴位于左右骨盆上端连接处，距离正中(腰椎)6cm的外侧。它只在左侧，滚动推揉此处。

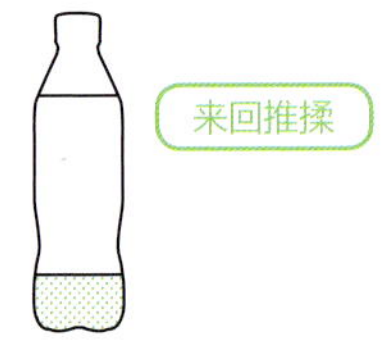

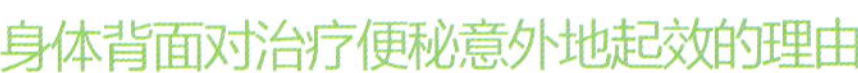

身体背面对治疗便秘意外地起效的理由

从背部到臀部流通着督脉和膀胱经两条经络。督脉是全身阳气的总括，五脏六腑之气输注于膀胱经上的背俞穴，它具有根除相应脏腑病根之意的穴位。比如大肠对应的大肠俞，胃对应胃俞等。便秘是由大肠的功能变差、紧张、受寒等各种因素引起的，温暖热敷身体背面的俞穴，有效缓解各种类型的便秘。

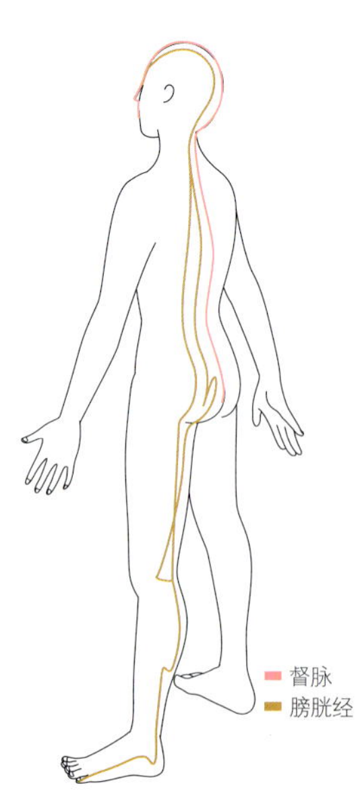

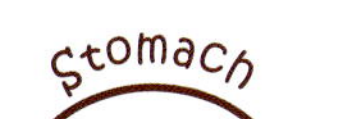

腹部

暖和内脏，刺激胃肠关联的经络和穴位

按摩整个腹部

双手握住宝特瓶，用瓶身中部在腹部上由上往下温经暖络。接着，在腹部写“の(no)”字般转动按摩(顺时针方向)。

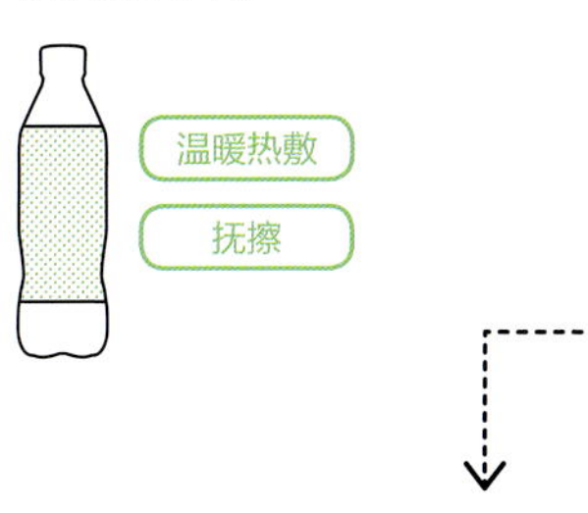

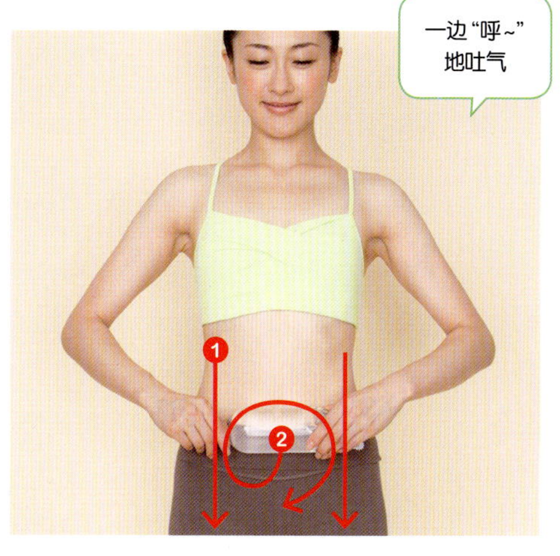

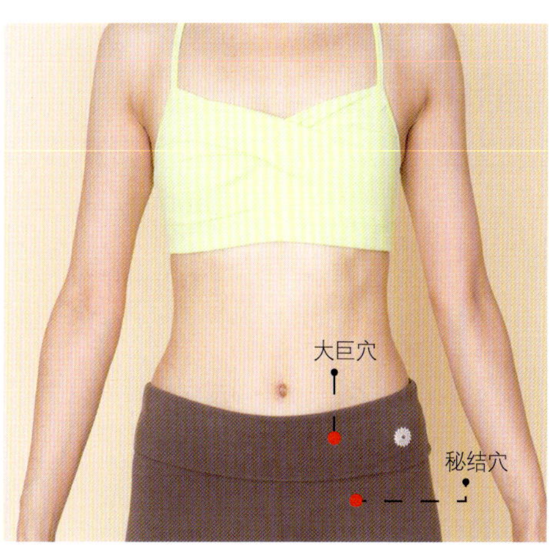

用宝特瓶的瓶底，来回推揉在离肚脐向左3根手指，再往下3根手指的左大巨穴位。该穴位稍微斜下方的位置，还有治疗便秘的特效穴秘结穴。这附近是大肠的卜行结肠，是大便容易囤积的部位。

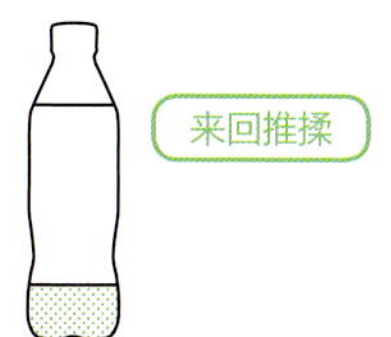

按压位于手部的便秘的穴位

利用宝特瓶底部突起的部分，按揉位于拇指和食指间的指蹼缘间的合谷穴。对于吃过饱，或者喝过量见效。

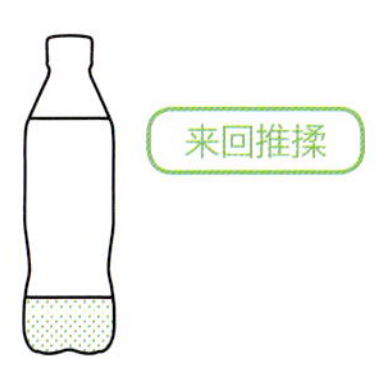

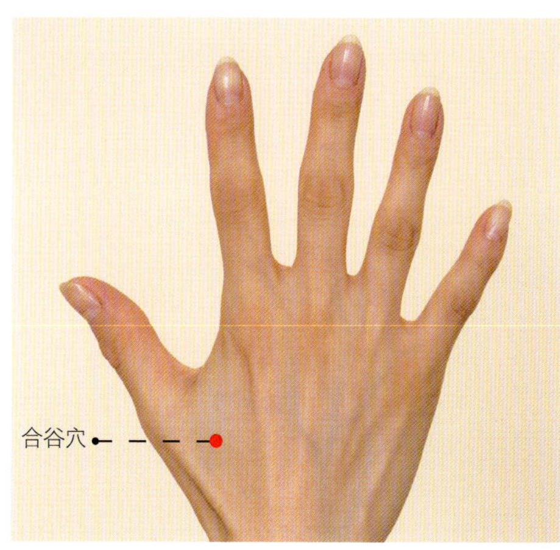

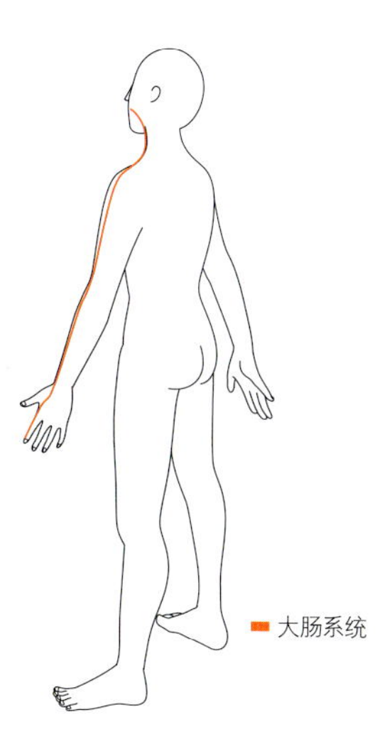

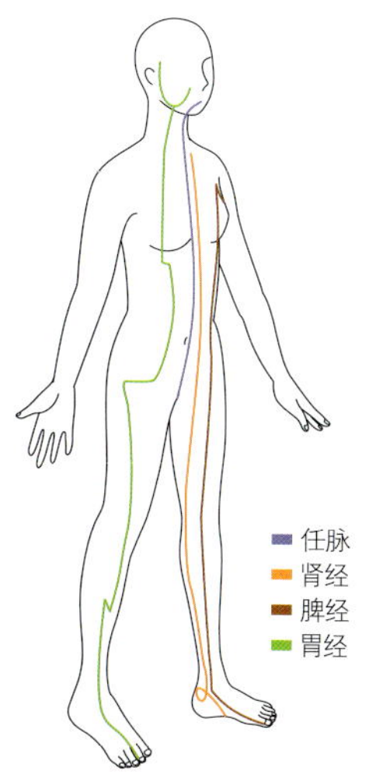

解决便秘，对整个腹部的温经暖络护理即可

便秘有3种类型，因憋厕等习惯引起的习惯性(直肠性)便秘、因肌肉衰退引起的弛缓性(结肠性)便秘、因压力、紧张引起的紧张性(痉挛性)便秘。无论哪种便秘，都能通过调整肠胃功能来治疗。腹部有跟消化吸收有关的脾经、胃经和大肠经、调整全身平衡的任脉、还有因老化可能形成便秘的肾经。温暖整个腹部，通过按摩可以轻松地刺激这些经络。

每个月都会经历
希望能自我缓解

生理痛

Stomach

腹部

温暖热敷下腹部的丹田到腹股沟部位吧

温暖妇科中梳的丹田

从肚脐位置4根横着手指的下方部位就是丹田，它是妇科疾病护理的中梳关键。①宝特瓶的中部抵住丹田，一边"呼～"地吐气，一边热敷；②以下腹部为中心上下抚擦。

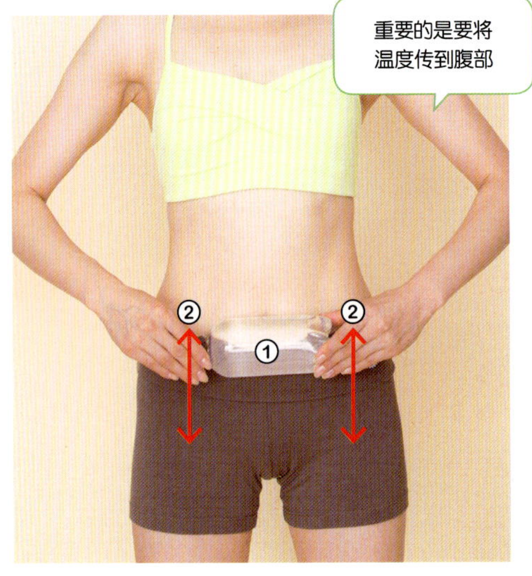

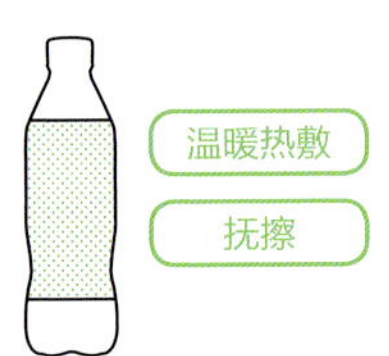

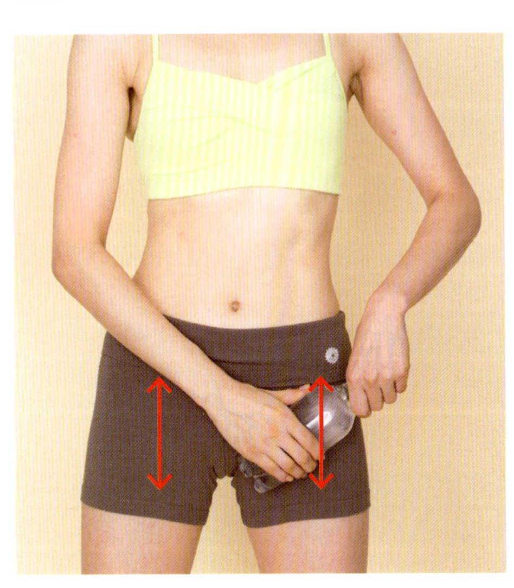

对下身冰凉起效的腹股沟部位温暖按摩

宝特瓶的中部沿腹股沟部位抵住，温经暖络。然后做上下按摩，左右两边都要做。

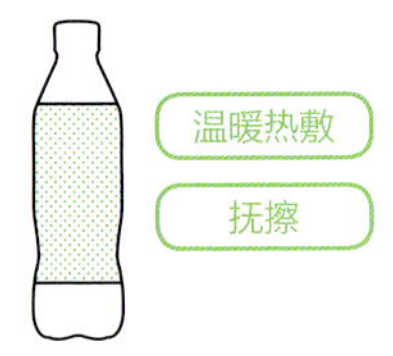

有效治疗妇科炎症的下腹部经络

下腹部流通着任脉、肾经、胃经、肝经、脾经五条经络。其中，任脉上的"关元"又叫丹田，与女性荷尔蒙的分泌密切相关，也是缓解生理痛的关键。丹田的护理做得好，可以调节女性荷尔蒙，增强生命力，使皮肤保持湿润，看上去更加年轻。并且，肾经可以温暖子宫，肝经促进子宫的血液循环，脾经活跃气血的生成等，这些都是对女性而言十分重要的经络。

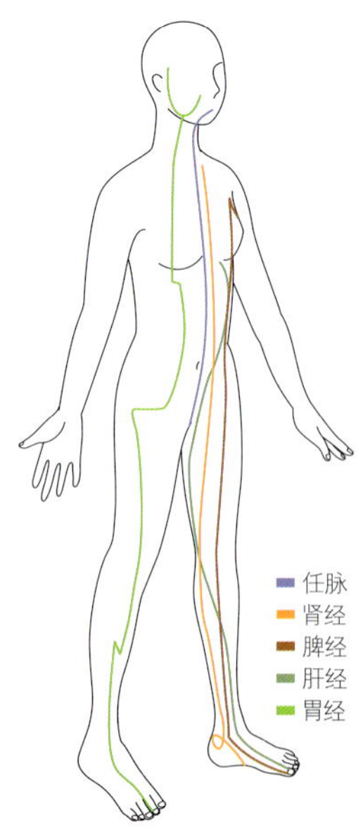

腰部 臀部

让腰部到臀部都温暖起来吧

从腰部到臀部上下抚擦

用宝特瓶的中部，从腰部到臀部上下抚擦，使其温暖起来。抚擦到下面时要“呼~”地吐气。

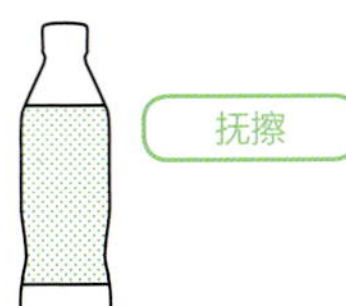

抚擦

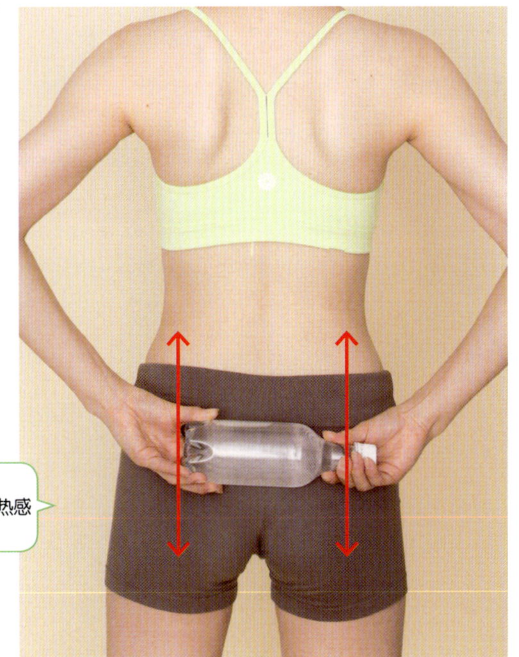

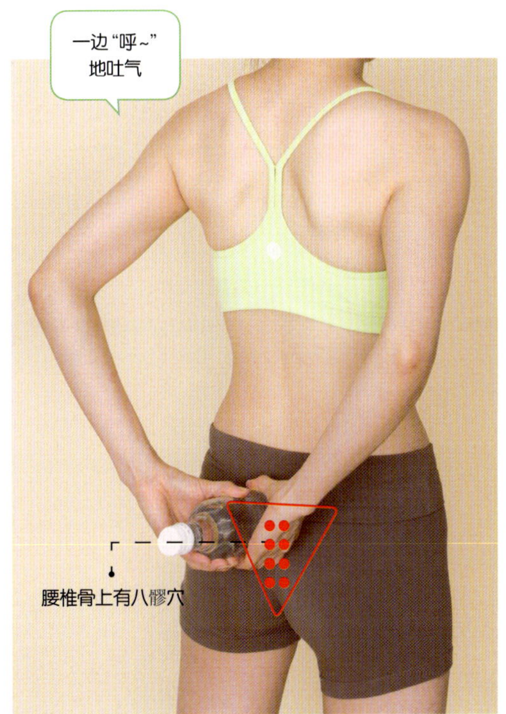

上下抚擦腰椎骨

双手握住宝特瓶，用瓶底抵在腰椎骨上，然后上下抚擦。在生理痛而引起强烈腹痛和腰痛的情况下，需要稍微更强的刺激，比起“抚擦”，“搓揉”会更好。

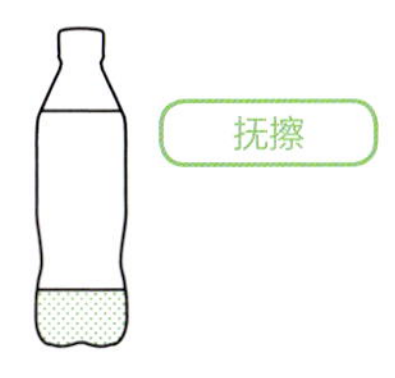

抚擦

腰椎骨上的穴位也是抗衰老的对策

腰椎骨是臀部中央三角区域的骨头。八髎穴是按压腰椎骨时，可以感觉到凹进去的部位，左右分别有4个，总共有8个穴位。这个八髎穴有足浴骨盆内脏器功能。当女性荷尔蒙分泌减弱，出现皮肤老化时，八髎穴也是衰老对策的其中之一，温暖八髎穴即可。腰贴着椅子坐下，将温水瓶竖立夹放在腰椎骨的中央与椅子之间。一点一点地使其暖和起来，还能达到下半身驱寒的效果。

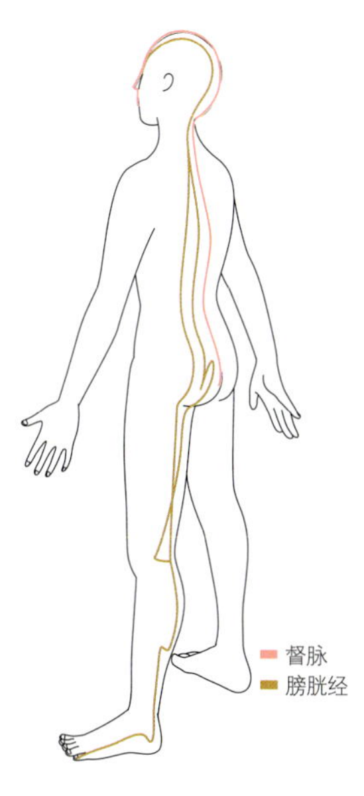

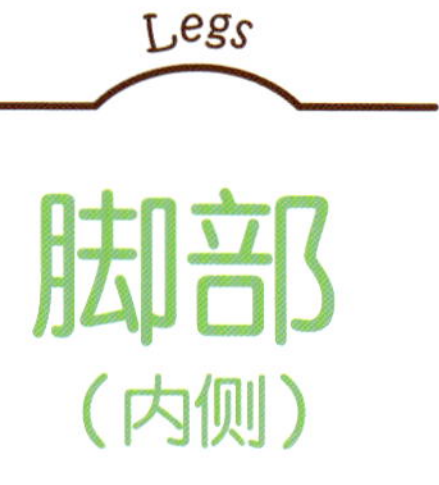

脚部（内侧）

疏通脚内侧的三条阴经络

抚擦内脚踝到膝盖内侧，停止并进行温暖热敷

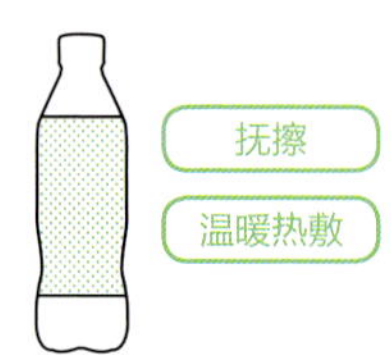

双手握住宝特瓶，①使用瓶身中部，从内脚踝开始向上抚擦；②在膝盖内侧处停止并温暖热敷此部位。

慢慢地热敷

①

②

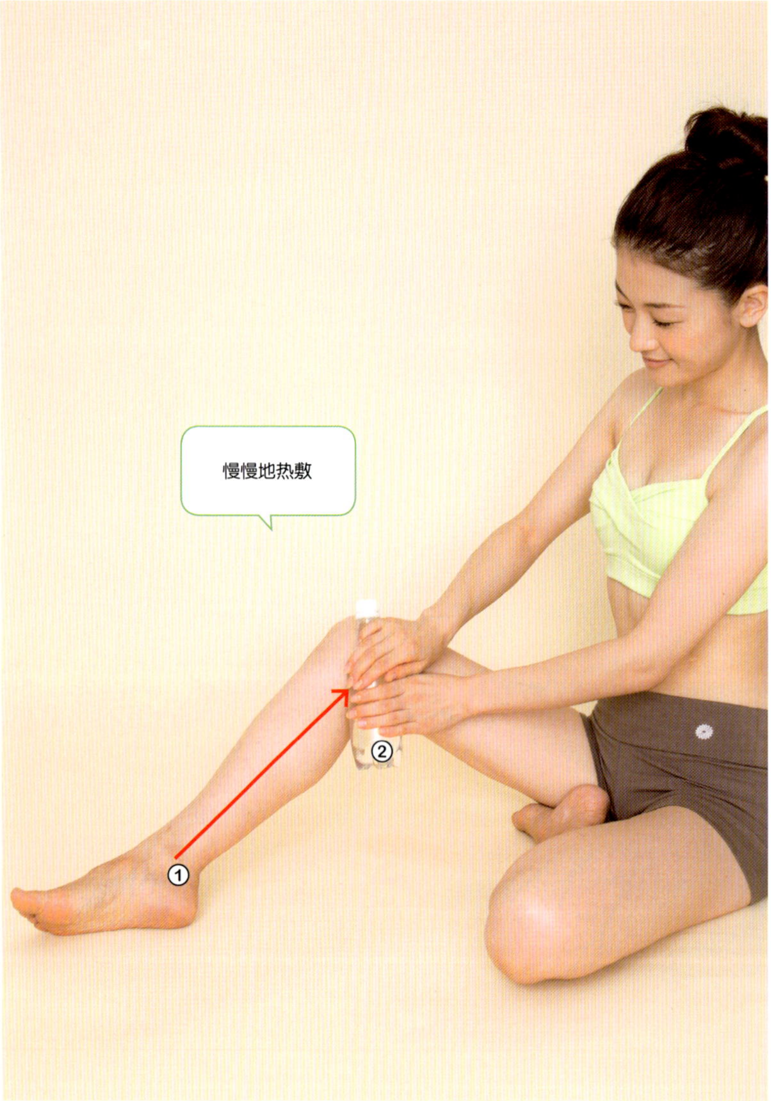

疏通脚部的三条阴经络提高女性魅力

女性重要的经络分别是①肾经：始于足底，经膝盖内侧、大腿、腹部，最后到达胸部。维持生命力、成长和发育、生殖活动，与老化现象有关联；②肝经：始于脚趾尖，经腿部、最后到上腹部、送气、存血。经脉堵塞会引起月经不调，发色黯淡，情绪容易烦躁；③脾经：始于脚趾尖，经腿部、腹部、胸部，最后到达腋下。从摄入的食物中制造气血，承担生命的基本机能。其中，温暖聚集在膝盖内侧的要穴，会有明显效果。

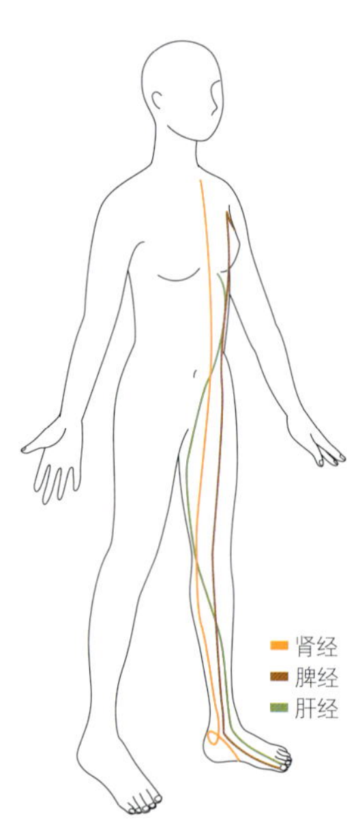

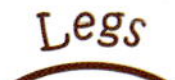

脚部（内侧·脚趾）

按压对镇痛很有效的3个穴位

用宝特瓶的底部按压两个穴位

用瓶底凸起的部分，来回推揉三阴交穴、血海穴两个穴位。三阴交位于足内踝尖上4根手指的位置，血海穴是在膝盖伸直的状态下，膝盖的股骨内往上3根手指的凹陷处。左右双脚都要按摩。

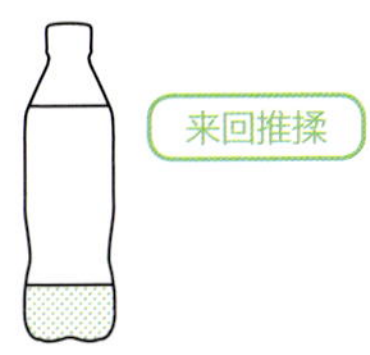

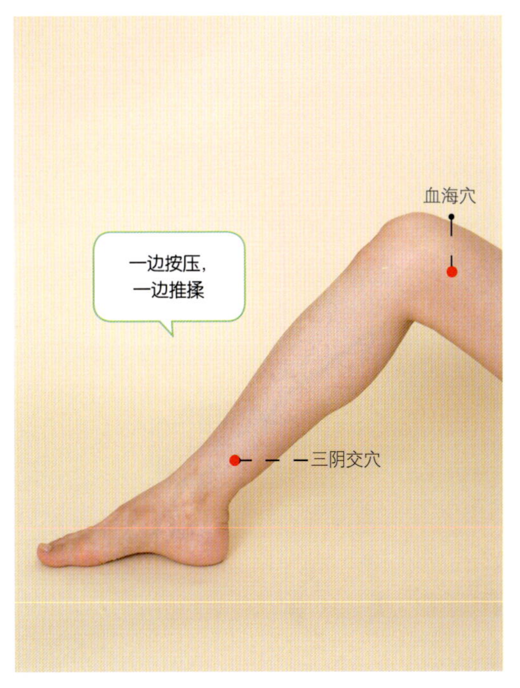

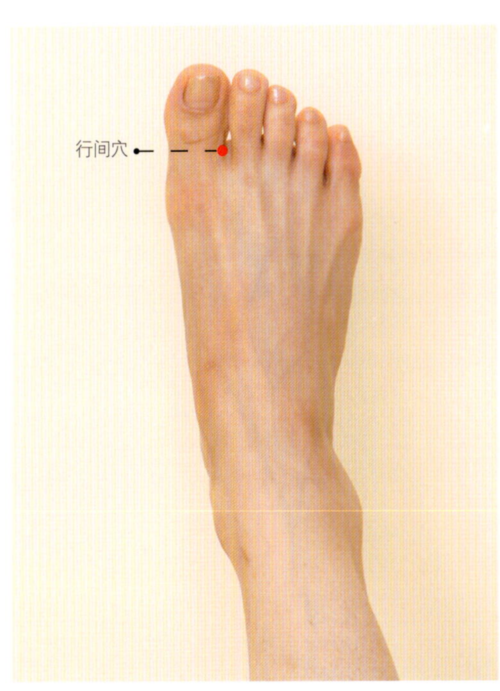

按压脚拇指的趾蹼缘处的穴位

用宝特瓶的底部凸起部分，从脚拇指的根部向指尖做按揉。行间穴是在生理痛强烈时会有明显反应的穴位。轻轻碰触就能感觉到疼时，在这种情况下，直接用热敷就可以行了。

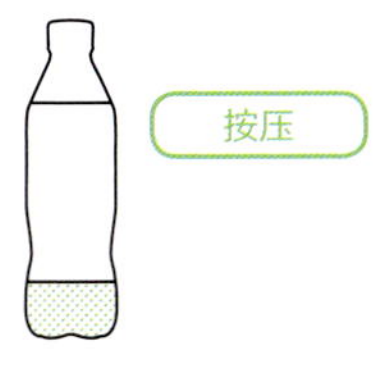

缓和生理痛的3个穴位

缓和生理痛的穴位有以下3个，分别是：①三阴交穴：3条阴经络交汇的穴位，在这里，提升女性魅力的经络，肾经、肝经、脾经交汇于此。生理期前一周，热敷和按压这个穴位，可以减轻生理痛的症状；②血海穴：控制子宫内血液的穴位之一；③行间穴：肝经上的穴位，对治疗疼痛、炎症、血液病有良好效果，可以称为镇痛穴位。

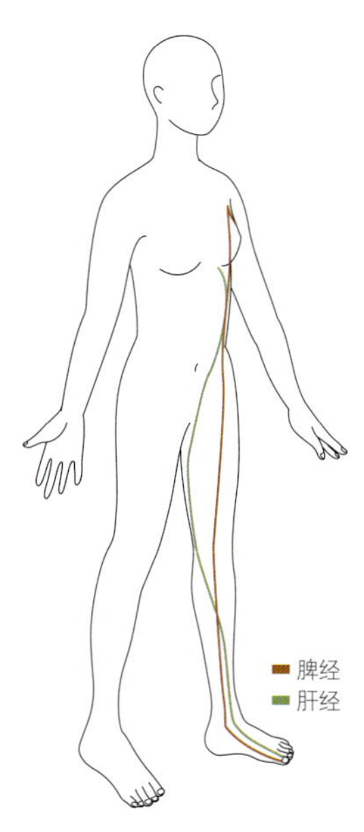

Column

温热性食物和寒凉性食物

东方医学理论改善饮食生活 之一

了解食物的分类和特征，摄取平衡

东方医学中，如下页所示，食物分成五大类，分别是对身体的凉性程度，按强弱顺序为“寒性、凉性”，对身体的温性程度，按强弱顺序为“热性、温性”，不热不冷为“平性”。

寒性、凉性的食物，会吸收人体的热量，天气热的季节，适合在上火、大量出汗时吃的食物。平性的食物具有中间的性质，任何体质的人都能吃，改善阴阳平衡。热性、温性的食物，可以使气血流通至全身，温暖身体，推荐在寒冷的季节吃。基本上，吃当季的食物即可。近来，随着空调房的普及，人体的体温无法适应自然气温。例如，寒性体质的人，到了夏天，为了给身体降温，就总是吃黄瓜和西瓜等一类凉性食物，这样非但不能调节身体，反而使身体变得更差。考虑时节和身体状态之后，再摄取食物，这点非常重要。

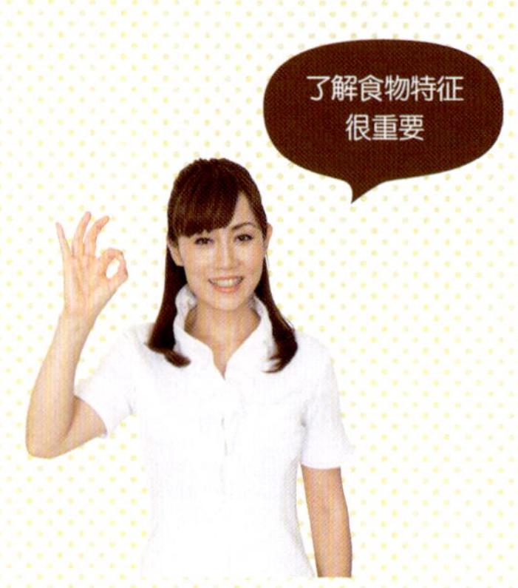

花心思在烹饪方法上，变身营养均衡的食物

食材按上述方法划分，会表现不同的作用。加热后，同热性的食材一起烹饪后，“身体降温的食材”可能会变成“身体加温的食材”。

例如，萝卜以萝卜泥或萝卜沙拉的形式生吃的话是凉性的，但是像杂烩一样的煮的话就变成平性了。在炖萝卜中加入足量的生姜一起炖，还会变成温性。

吃使身体降温的食物时，像这样通过加热烹饪，再加入热性的辣椒和胡椒等一起，能够平衡营养。记住增强身体温暖能力的烹饪法，按照“蒸·煮”、“炒”、“炸”的顺序，性能逐渐变强。

在自我保健中，同运动、睡眠、按摩一样重要的是称为气血之源的“食物”。

通过了解东方医学的分类来判断应摄取什么样的食物给身体加温还是降温，以此摄取食物中的平衡吧。

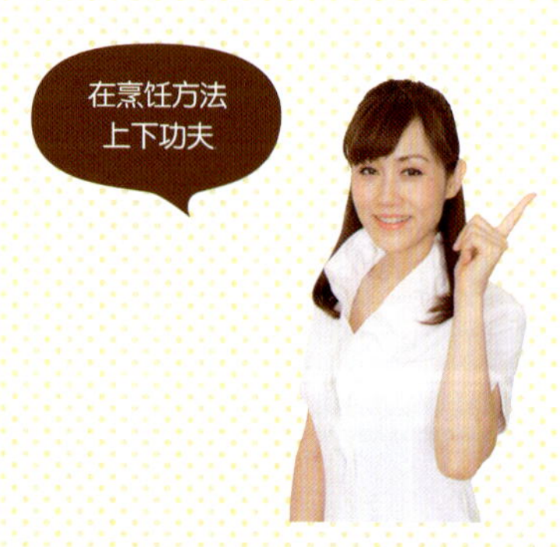

身体“寒性食物”和“温性食物”列表

	何种作用?	何种食物?
寒性	●这是寒性最强的食物 ●吸收身体的热量，排毒，通便	黄瓜、西红柿、苦瓜 香蕉、西瓜、西柚、猕猴桃、柿子 羊栖菜、蛤仔、鲑鱼、螃蟹
凉性	●比寒性偏弱，有寒性特质 ●对抑制身体活性有效果 ●有镇痛、消炎作用	萝卜、芹菜、茄子 莴苣、草莓、甜瓜 鸭肉 豆腐、小麦
平性	●维持阴阳平衡 ●保持身体正常状态 ●因为不会有偏热或者偏凉的倾向，不论季节，任何体质的人都可以吃的食物	卷心菜、绿花椰菜、土豆、 山芋、胡萝卜 猪肉、章鱼、贝类、秋刀鱼、鳗鱼 白米、川穀（薏仁米）、小豆、牛奶、酸奶
温性	●热性偏热，有温性特质 ●促进气血循环	栗子、虾子、芜菁、生姜、洋葱 南瓜、紫苏、韭菜 牛肉、鸡肉、鰤鱼、鲭鱼 日本酒（冷酒）、红酒、蒸馏酒（兑水）
热性	●温性最强的食物 ●具有兴奋作用 ●具有止痛作用	辣椒、山椒、胡椒、肉桂 核桃 羊肉 日本酒（热焖）、蒸馏酒（不兑水）

增强身体温暖力度的烹饪法

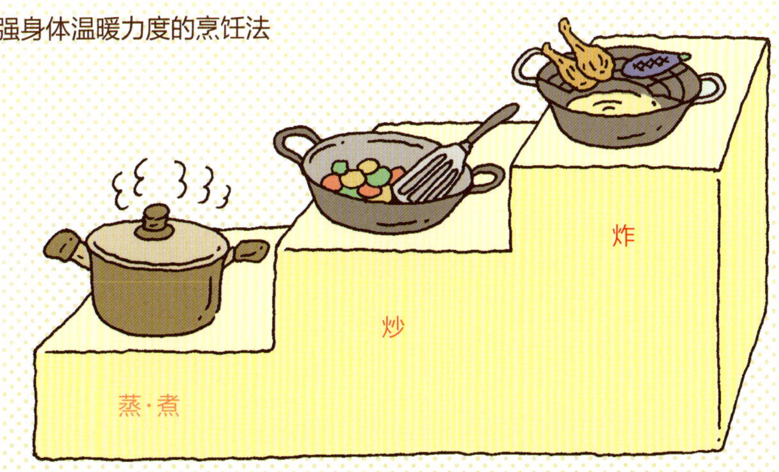

消除肝功能负载过度引起的头痛、恶心、呕吐症状

宿醉

肝脏后面，从背部接近

双手握住宝特瓶，瓶身中间部分抵住后背（肠胃的后面）。发生恶心、呕吐的情况下，后背上肠胃后面会变硬，一边均匀地温暖热敷，一边放松。

按压

夹在椅背
上即可

Back

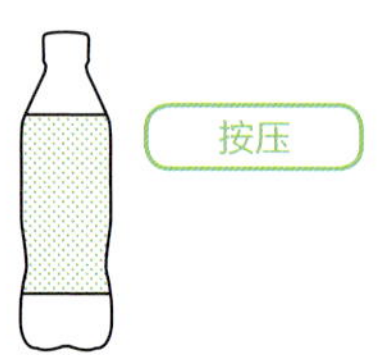

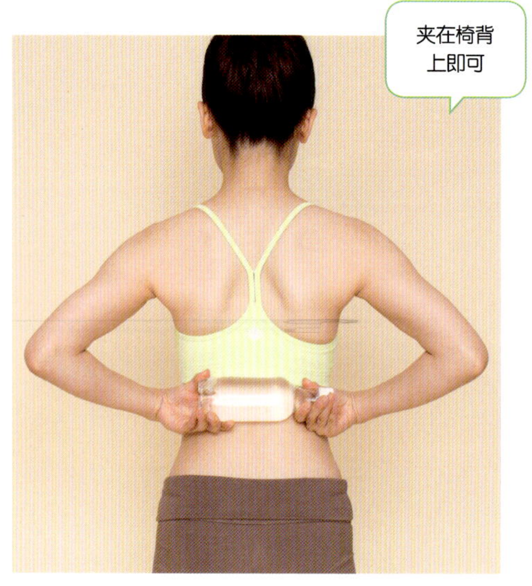

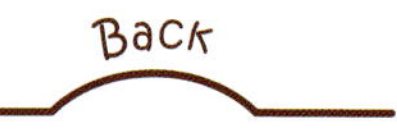

背部

仔细温暖热敷后背中肠胃、肝脏部位

右侧是肝脏的位置，
要仔细按摩

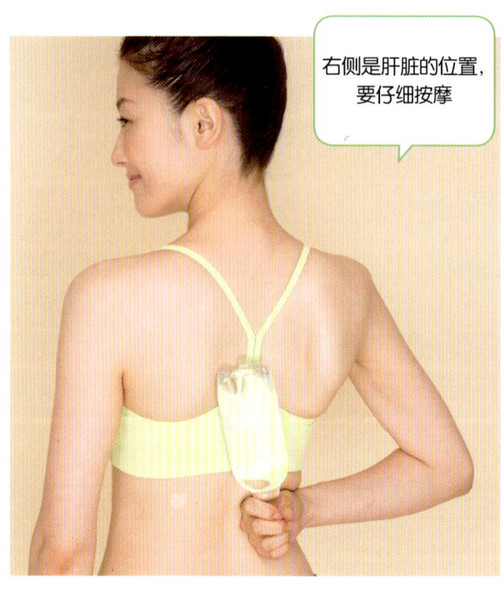

滚动抚擦肠胃的后面

单手拿起宝特瓶的头部，一边做深呼吸，一边滚动抚擦肠胃的后面。

抚擦

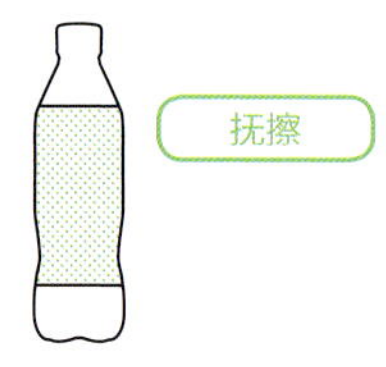

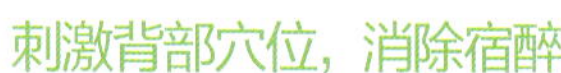

刺激背部穴位，消除宿醉

特别推荐在宿醉中伴有恶心、呕吐或者脾气大的情况下，做背部按摩。背骨两肋上，两根手指外延线上，有以内脏命名穴位的“俞穴”，包括肝俞穴、胆俞穴、脾俞穴、胃俞穴和三焦俞穴，肾俞穴关系到肝脏功能、消化吸收、水分代谢等。温暖按压这些穴位，滚动推揉和按摩后，精气神会更好。有助于胃胀，吃太多时的消化吸收。

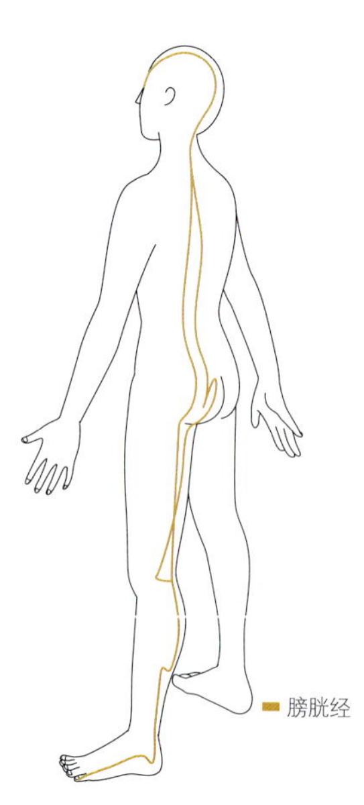

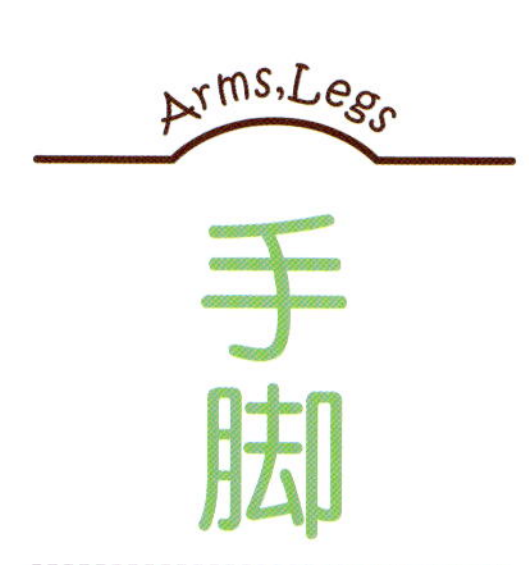

对呕吐症状或者调整肠胃功能有效的穴位

来回推揉手臂内侧的穴位

用宝特瓶的头部，按揉离手腕三根指头的内关穴，前臂与手腕间大约中间位置（离手腕约七根手指上）的郄门穴。一边做深呼吸，一边两侧都要按揉。

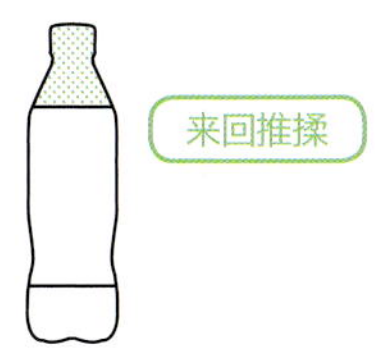

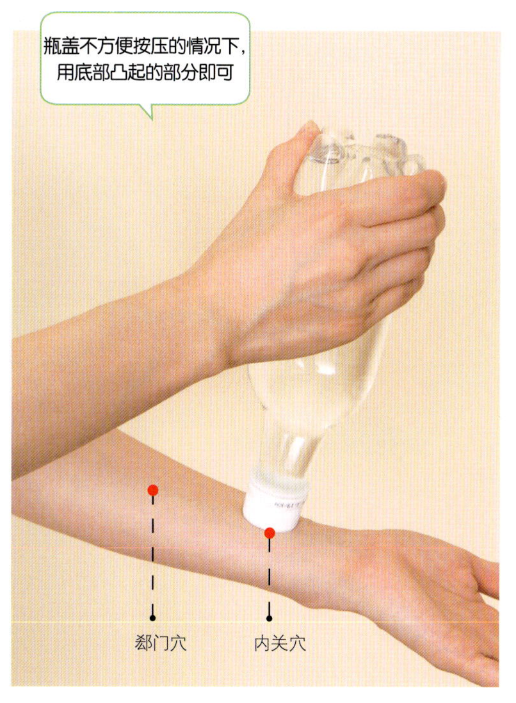

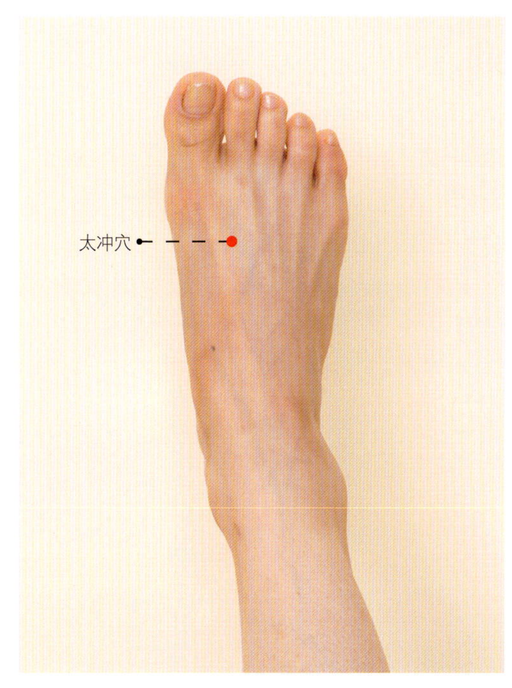

按压脚拇指与脚的第二趾头之间

用宝特瓶底部突起的部分，按揉位于第一、二跖骨结合部之前凹陷处的太冲穴。温柔地使穴位暖和起来，要意识到它能改善肝功能。

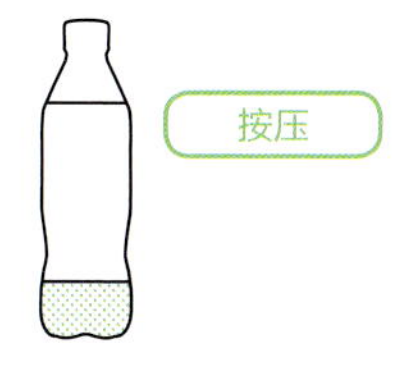

宴会上饮酒前稍微做些准备，隔日神清气爽

宿醉是由于肝脏没有完全分解酒精，分解途中产生的有害物质乙醛残留在体内，从而引起了呕吐和头痛等症状。在饮酒前，保护肝脏，并增强肝脏的功能，可以预防宿醉。在东方医学中，增强肝脏功能的食物有醋、柠檬、葛头、梅子、西红柿等。在饮酒前，可以“吃醋味的食物”或“菜中加入柠檬或者柚子”等来摄取酸味的食物。

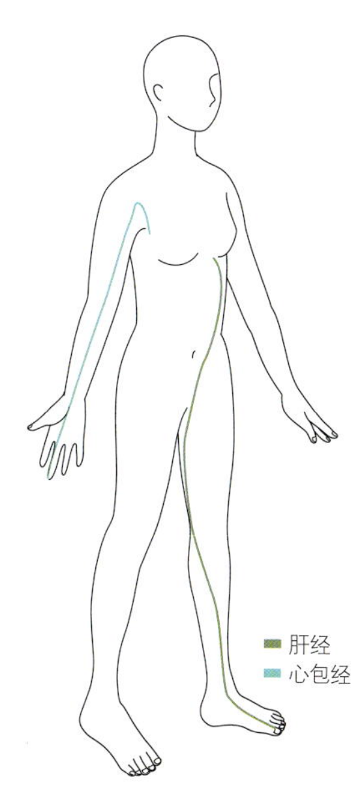

一旦放任不管，外眼角生产小皱纹
还造成黑眼圈等坏影响

眼睛疲劳

Nape,Legs

颈脖腿部

远程操作，疏通对眼睛好的经络

温暖热敷脖子后面的筋

用宝特瓶的底部抵住后颈的凹陷处，把头部重心压在瓶上，颈部斜向上仰起。在这个状态下，将宝特瓶转动按揉。左右两侧都要做，缓解颈部的肌肉。

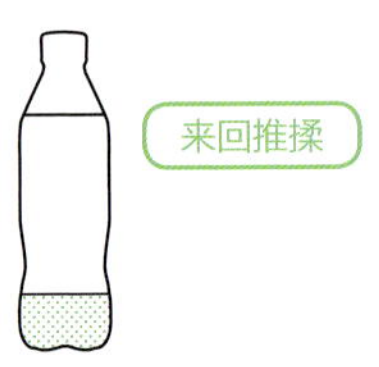

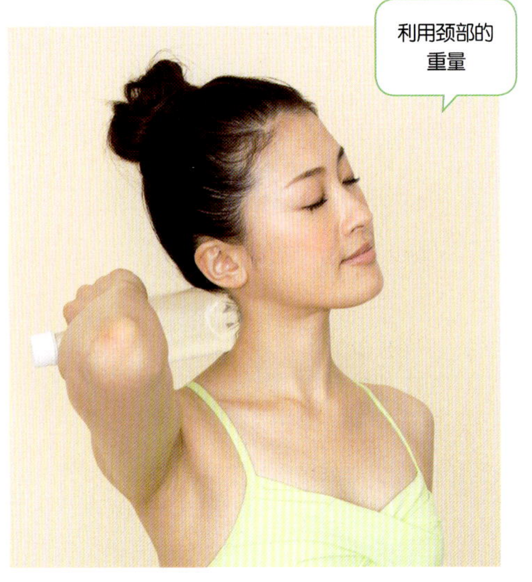

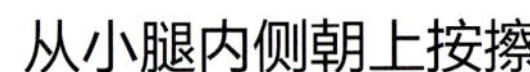

从小腿内侧朝上按擦

双手握住宝特瓶的中间部分，从内脚踝处，慢慢地向上膝盖内侧，边温经暖络，边按压。小腿内侧有肝经、肾经。左右双腿都要按摩。

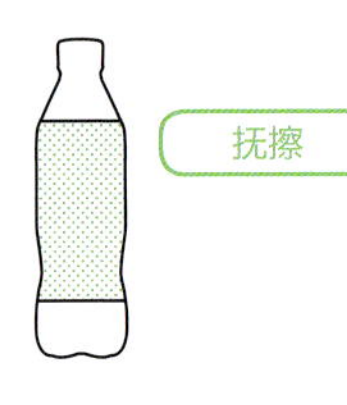

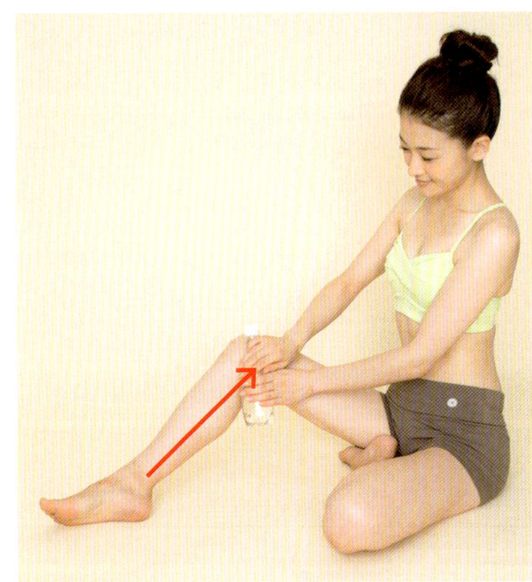

肝脏和肾脏不好，眼睛也不好

东方医学中，“眼睛疲劳”是五脏中肝脏和肾脏衰弱出现的症状之一。肝脏调整身体的血液量。血液循环一旦变差，肝脏不调会使“五官”中容易表现出症状的感觉器官眼睛干燥、充血。并且，肾脏是生命力之源，它一旦衰弱，会引起脏器老化现象。眼部会表现出眼睛模糊、视力下降、白内障等症状。脚部的远程按摩，使肝脏和肾脏的功能变好，从根本上对眼睛进行保健。

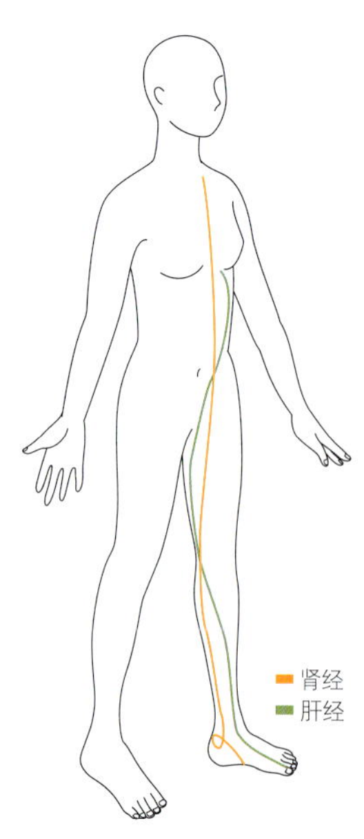

集中在眼睛周围，温暖眼睛疲劳的穴位

按数字顺序按压绕眼睛一周的穴位。眼部皮肤如同鸡蛋壳一样需小心护理。比起按压，要更注重热敷。①攒竹穴：位于两眉头内侧边缘凹陷处，按压会感到些许疼痛；②鱼腰穴：位于两眉中；③太阳穴：两鬓中央；④承泣穴：瞳孔直下，眼球与眼眶下缘凹陷处。

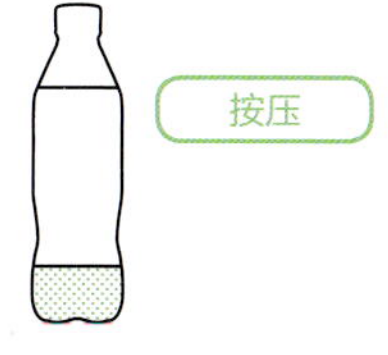
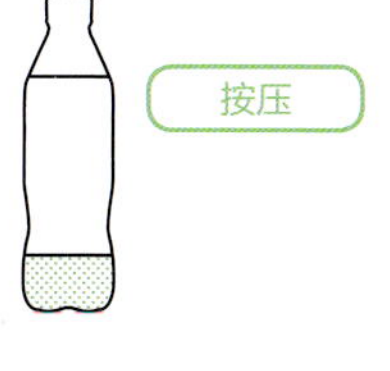

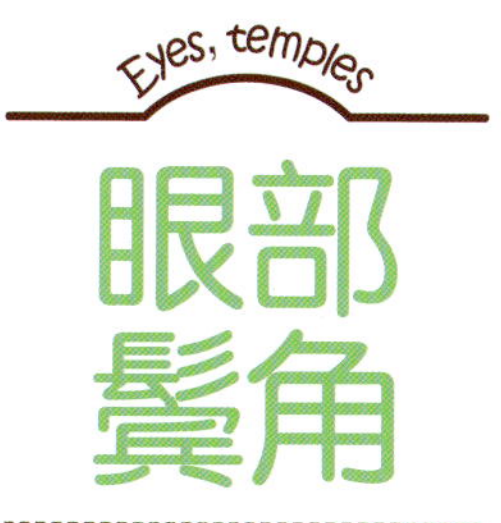

眼部鬓角

温暖热敷消除眼睛疲劳的穴位

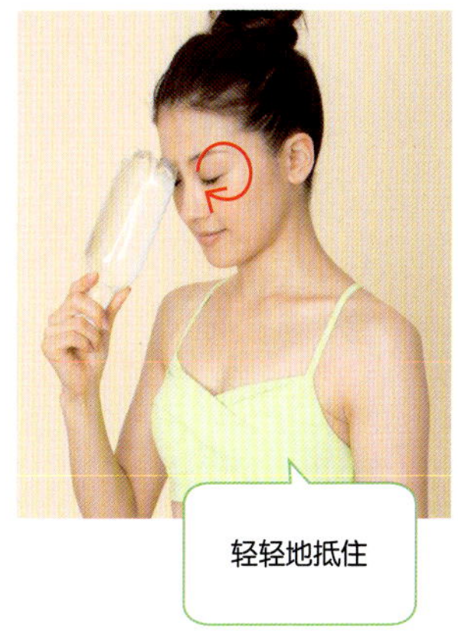

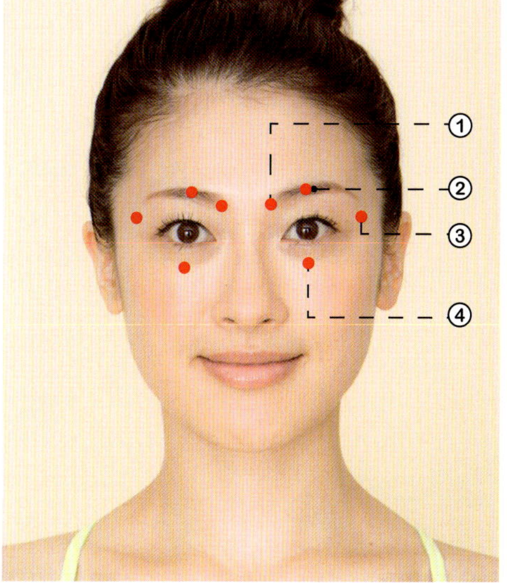

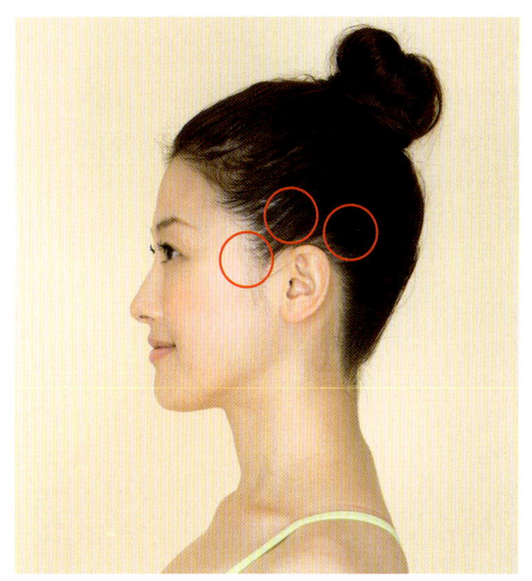

消除鬓角到侧头部的紧张

用宝特瓶的底部轻轻抵住鬓角，然后打圈按揉。分3次分散按摩，并且按揉耳朵上方，侧头部。宝特瓶朝颈部倾斜放置，尝试用头部的重量来做动作。

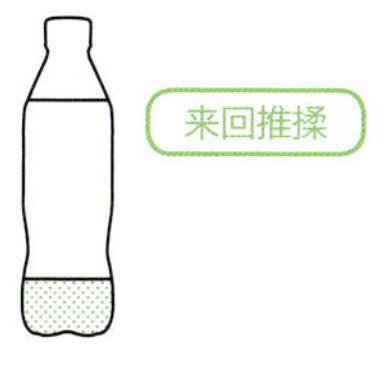

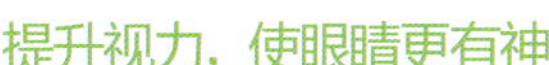

提升视力，使眼睛更有神

眼睛疲劳，不但会出现眼睛充血、视力下降等问题，还会长眉间小细纹、脸色黯淡，看上去显老……可以看出，眼睛是左右人印象的重要部分。在这里介绍的有关眼睛疲劳的穴位是通过严格筛选，具有美容效果的穴位。请务必记住穴位的位置后，做好护理，这样就能掌握眼神的魅力之美。各个穴位的美容效果包括：①攒竹穴：眉间细纹；②鱼腰穴：眼皮下垂；③太阳穴：眼角细纹；④承泣穴：黑眼圈。

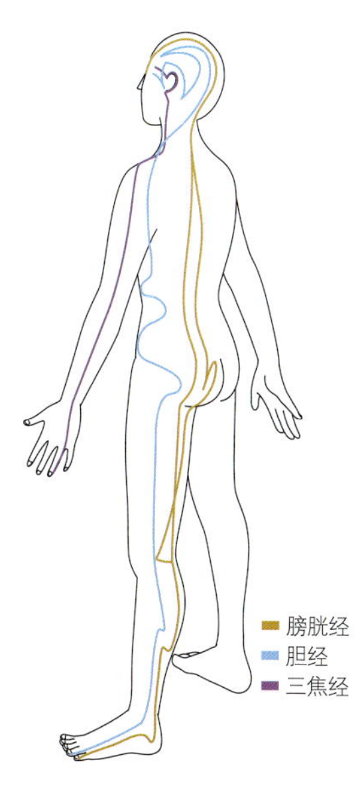

关于衰老

男女都在意的头发问题

发量稀疏、脱发

Head, stomach

头部
腹部

离头皮较远的丹田保健有护发效果。

刺激整个头皮

用宝特瓶底部，从额头发际线起到颈部，像拉扯头皮一样抚擦。第二次做细小地分段抚擦。注意不要用力过度，否则会造成头皮损伤、老化。

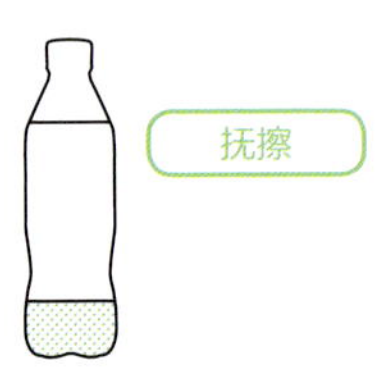

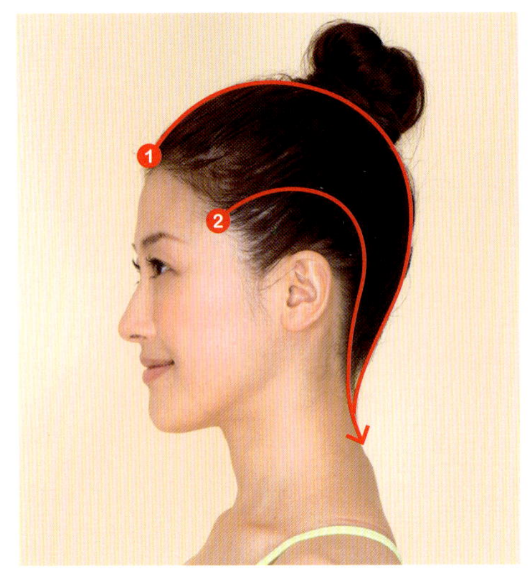

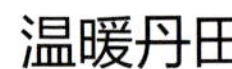

温暖丹田

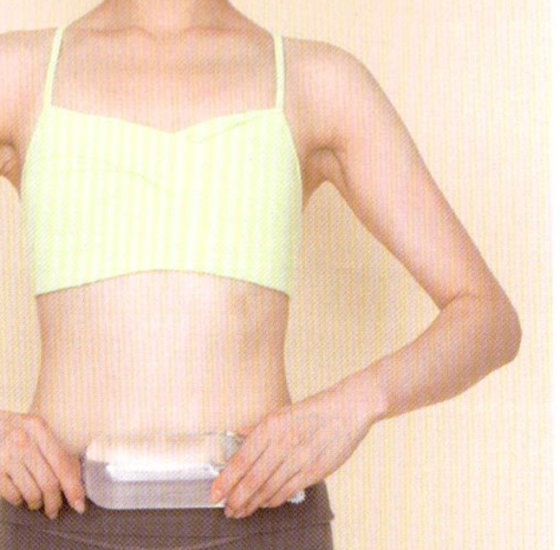

双手握住宝特瓶，用瓶身中部贴住肚脐下方4根手指的位置上推揉，让它暖和起来。一边推揉，一边上下小段移动，使它尽快暖和起来。

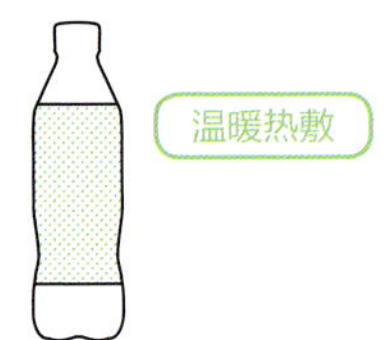

30岁，开始头皮的自我保健时期

头皮在年龄迈入30岁以后，就开始渐渐变硬。头发会慢慢地变细、脱发和长白发。这个时期，健康的人也会开始发觉头发的色泽与之前有所不同。洗头、梳头之外再进行一道头部护理的程序吧。除了保持头皮健康之外，还能刺激督脉、调整自律神经的功能、消除压力，促进睡眠。并且，还可以消除肩膀僵硬、脖子僵硬，对缓解脸部皮肤下垂、紧致皮肤有良好的功效。

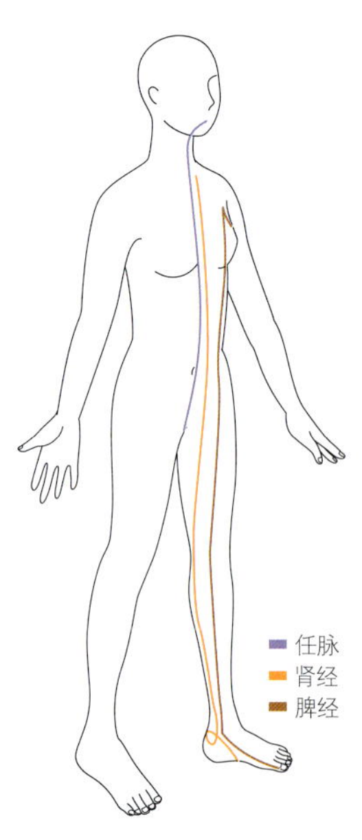

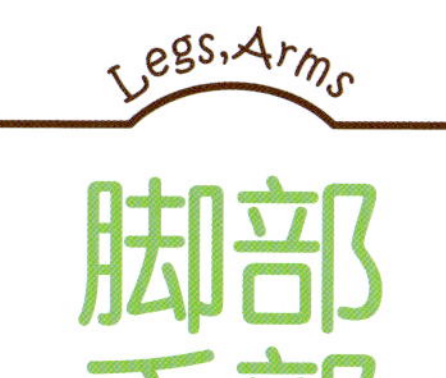

脚部 手部

按摩跟头皮有关的经络

抚擦脚内侧的经络

双手握住宝特瓶，用瓶身中部①从内脚踝到膝盖内侧，一边热敷，一边匀速地抚擦；②宝特瓶停在膝盖内侧上，按住不动，热敷一段时间，两腿都要做。

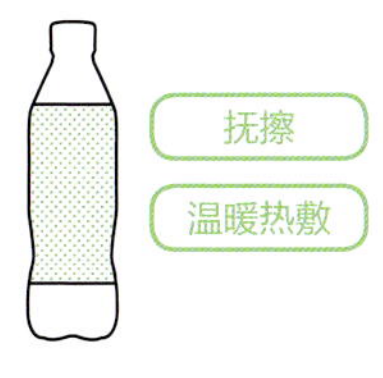

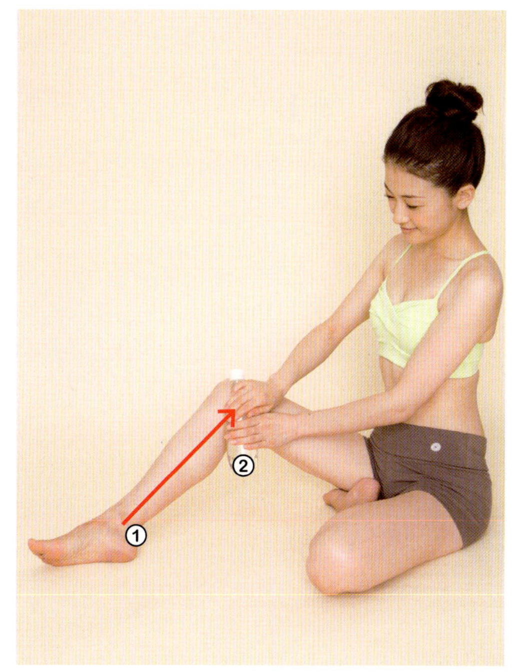

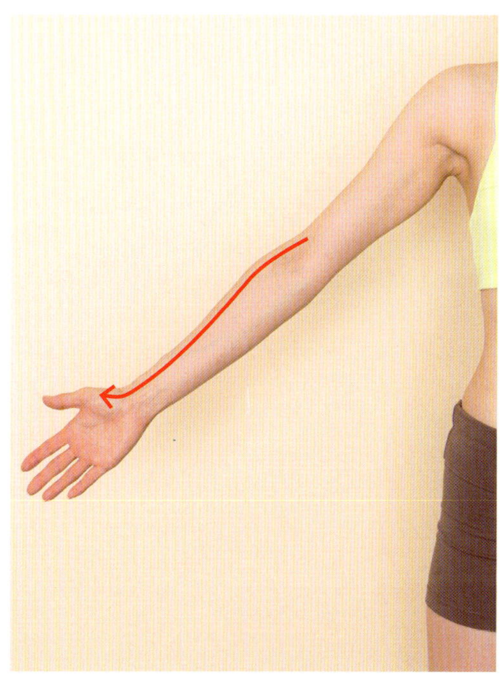

抚擦手臂内侧的经络

用宝特瓶的瓶身中部，从手臂内侧往拇指的方向抚擦。与脚内侧的肾经一起有双重功效，因此要组合来做，同样，双手都要做。

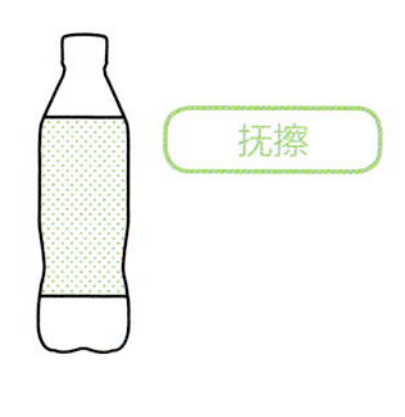

按摩脚部、手部内侧也属于抗衰老对策之一

在开始关注发量稀疏、脱发、白发等问题的年龄段，也会感觉到容易疲劳，在意法令纹，睡眠浅等症状。这就是生命力下降的信号。在以东方医学为基础的治疗中，作为抗衰老对策，将脚内侧的肾经和手臂内侧的肺经的治疗以组合的形式配合使用。通过对生长发育、提高生命能量的肾经和控制全身气血的肺经，进行温经暖络的方法，来保持发色光泽亮丽，重塑青春活力。

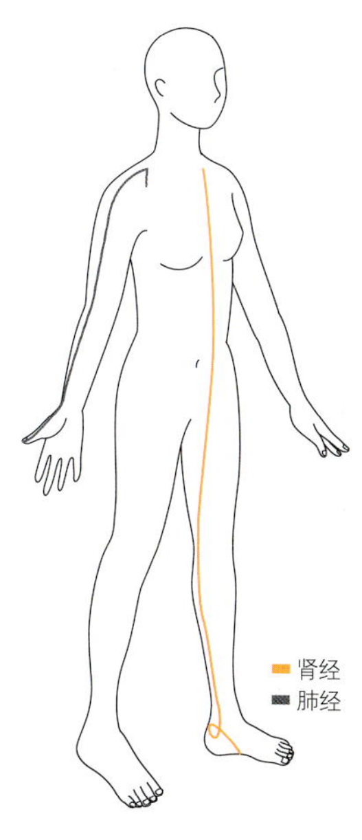

情绪调节
在爆发前做自我保健

紧张、焦虑

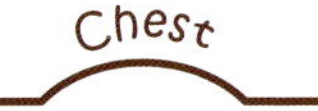

胸部

温暖使精神稳定的经络和穴位

稳定心情，温暖胸部中央

将宝特瓶竖立起来，瓶身中部贴住胸部中央，使它暖和起来。做4次“呼～”地长吐气。

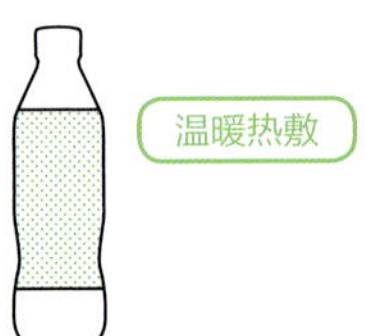

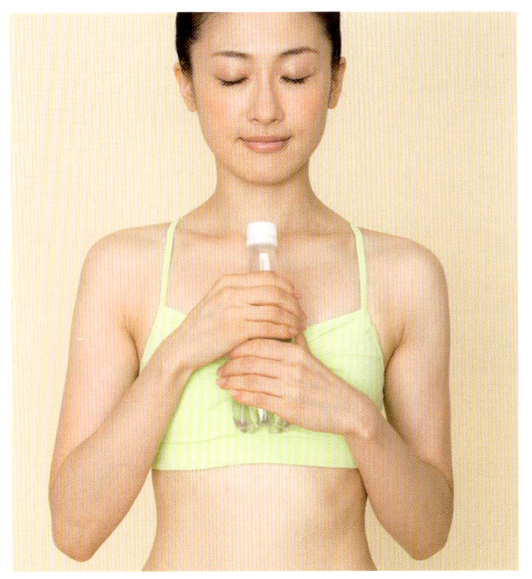

按压胸部乳沟的中央

用宝特瓶底部，按压在稳定心情的膻中穴。膻中穴正好位于两乳头连接线的中央部位。然后，做四次“呼～”地长吐气。

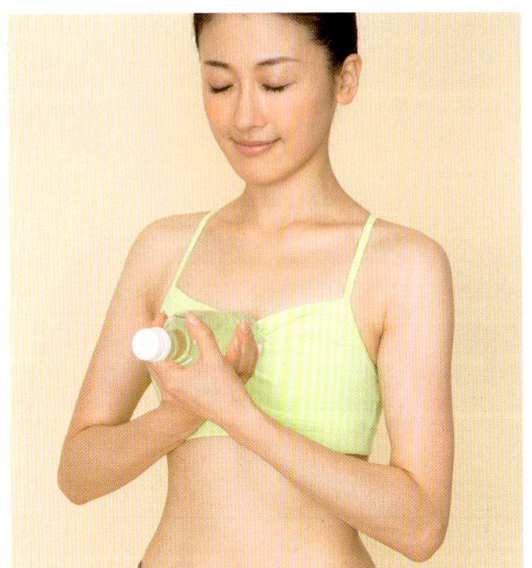

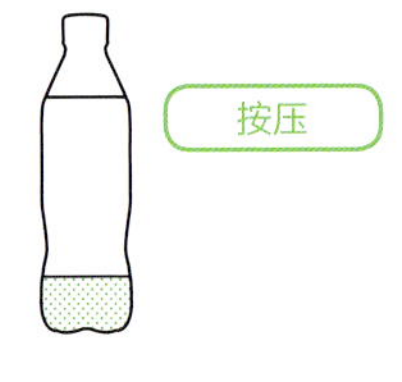

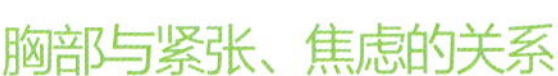

胸部与紧张、焦虑的关系

胸部还与精神状态有着密切联系。膻中是全身聚集最多气的穴位，一旦气紊乱，就会有症状表现出来。因担心、烦心事而躁动不安、毫无干劲、焦虑时，首先对膻中穴所在的胸部进行温经暖络，再按压穴位，调整气息，恢复精神。

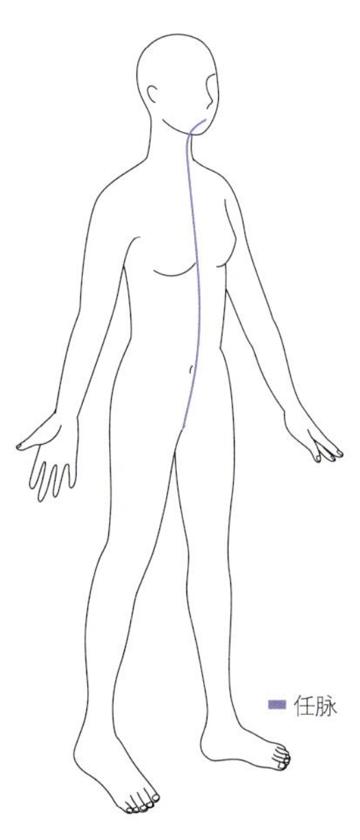

按压头顶的特效穴

按压提神醒脑的百会穴。百会穴位于两耳尖延长线与鼻肌线的交点上，在头顶正中。精神涣散时容易表现出症状，还会有强烈的疼痛感。注意按压时，不要用力过度。一边做深呼吸，一边按压。

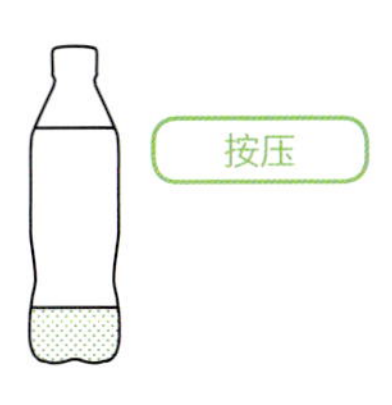

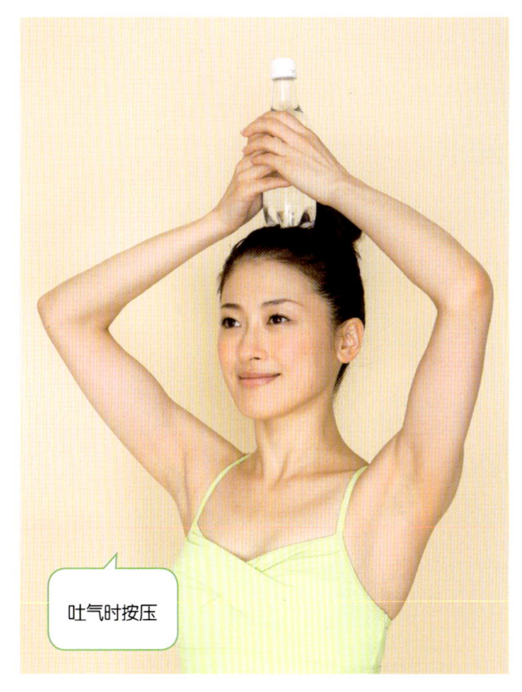

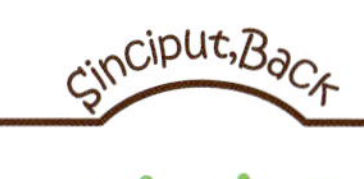

头部背部

护理对压力敏感的头顶部和背部

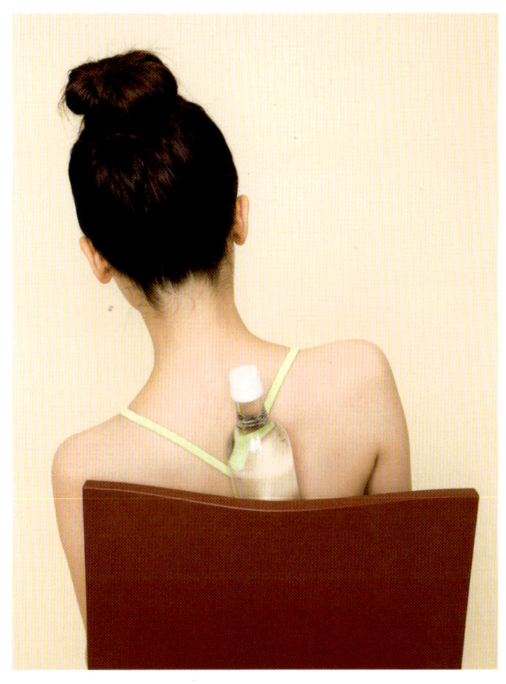

温暖背部中央

坐在椅子上，将宝特瓶竖立夹在背部肩胛骨之间，一边深呼吸，一边按压热敷。身体向左右两侧倾斜可以扩大热敷范围。

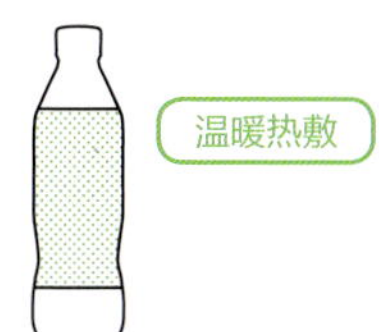

背部热敷自我保健，释放紧张压力

带孩子、工作、家庭、交友等，每天都单方面在累积压力。在如今的社会，最重要的是减压。背部热敷对发散压力有很好的效果。虽然一个人很难完成背部护理的操作，但是，只要把温水瓶夹在背部与椅背中间，就能轻松地调节自律神经，刺激经络和穴位。隐藏技巧是，睡觉时将宝特瓶抵住背部，可以拉伸肩胛骨，形成深度呼吸，更能调节气血循环。

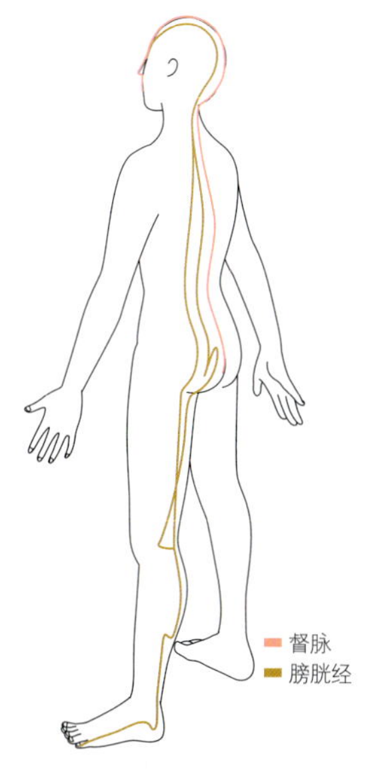

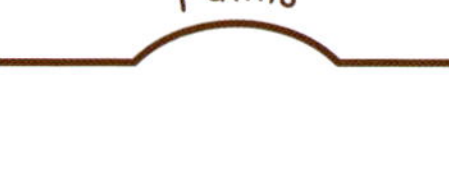

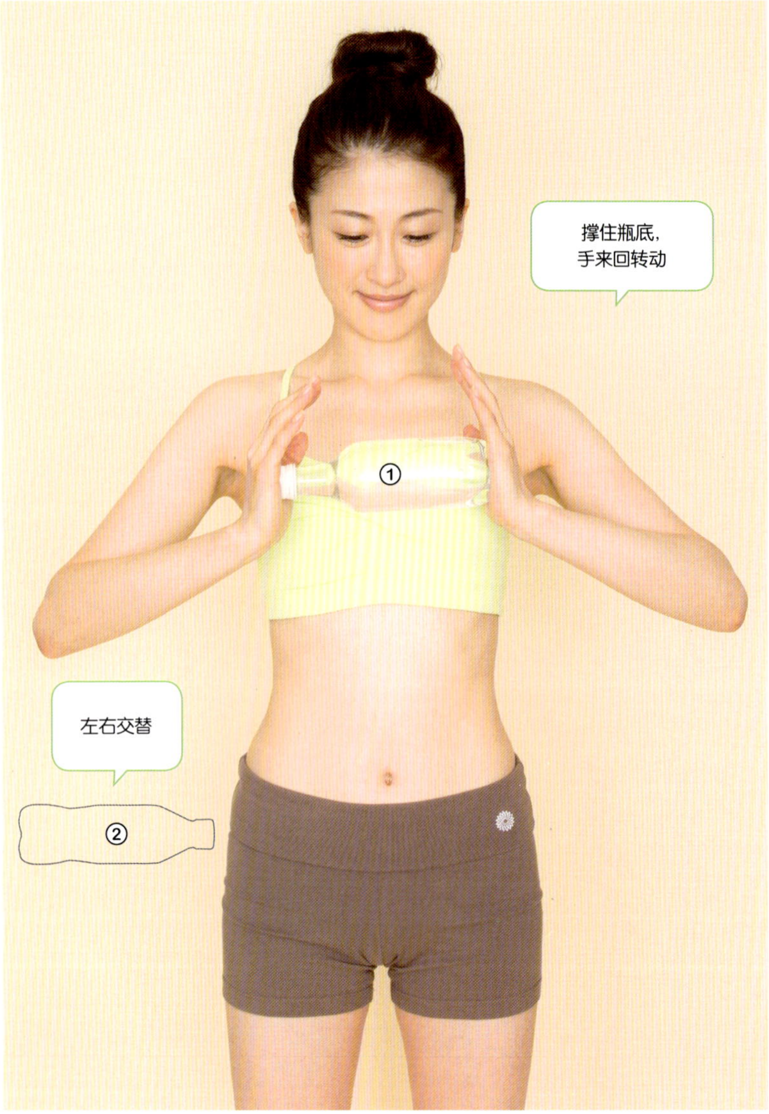

同时推挤双手的穴位

用宝特瓶的瓶盖抵住手掌中央的劳宫穴，瓶底用另一面手掌抵住，双手相互推挤。劳宫穴位于手掌中央，握拳时，中指与无名指指尖的中间位置。瓶盖和瓶底左右方向交替进行。

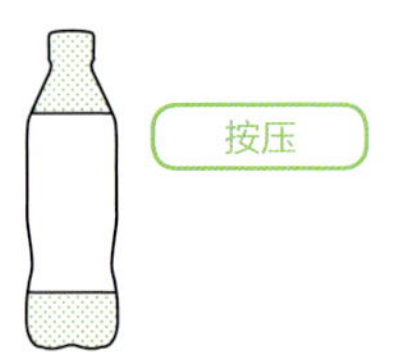

按压

Palms

手掌

刺激位于手掌上的消除压力的穴位

撑住瓶底，
手来回转动
①
左右交替
②

心包经

利用五感消除紧张压力

紧张压力可以通过五感来消除。①耳朵：听喜欢的音乐；②眼睛：注意不要过度使用电脑等电子机器。用眼一段时间后，要注意休息；③嘴巴：多吃可以安神定气的饮料和食物，如肉桂茶和茉莉花茶、百合根、紫苏、芹菜、萝卜等。不要吃刺激性强的辛辣食物；④鼻子：睡觉前点上含有薰衣草、佛手柑、玫瑰等带有镇定效果的香薰，或者是随身携带香袋；⑤五感中最后是触觉：进行温水瓶经络按摩法。

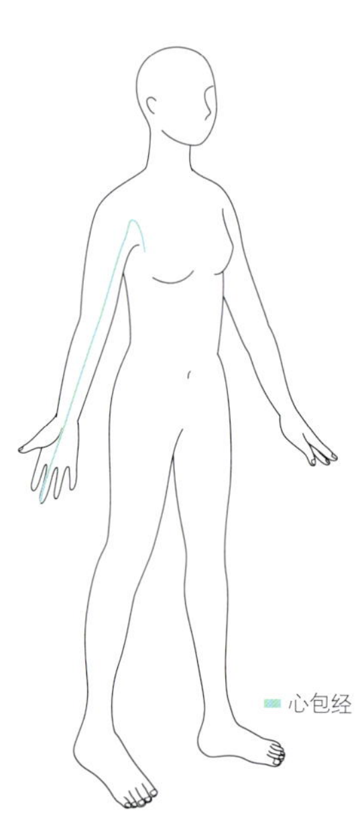

万病之源的
虚寒症

体质检测与温暖身体的方法

消除虚寒怕冷

你的虚寒怕冷到达了什么程度？
首先进行体质检测。

虚寒怕冷体质的人，血液循环和代谢循环都很差，免疫力低下，容易得各种病症。在有计划地通过温暖身体，改善虚寒怕冷症状之前，先来做一下体质检测，看看自己的虚寒怕冷到达了什么程度吧。

☑ 虚寒怕冷程度体质评价表

在下面符合条件的选项前的方框内打勾。统计最终有多少个勾。

- ☐ 上楼梯困难，心悸
- ☐ 晚上有起床上厕所
- ☐ 早上起床后不清醒，感觉疲乏
- ☐ 在控制食量，身体却瘦不下来
- ☐ 脚后跟长疮（疮长了一年不消）
- ☐ 手接触腹部感觉凉
- ☐ 到了下午脚就浮肿，穿鞋子困难
- ☐ 没有运动的习惯
- ☐ 不怎么出汗
- ☐ 容易上火
- ☐ 淋浴比较多
- ☐ 正常体温偏低（36℃以下）
- ☐ 慢性肩膀僵硬或者腰痛
- ☐ 手指长毛刺、指甲容易断
- ☐ 肠胃不好，容易腹泻

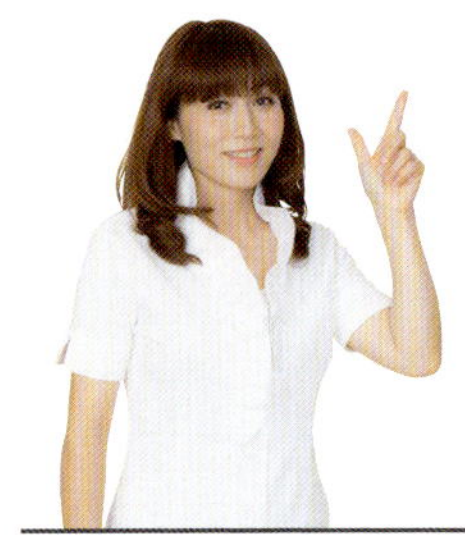

虚寒怕冷程度检测评价表计分结果与“温暖身体方法”推荐程度

你属于温性体质

身体温暖的你，属于比实际年龄看上去更年轻的类型。气血可以顺畅地流到全身，做事积极，体力充沛。白天很积极，到了晚上，却会身心疲惫。自律神经的平衡很好，副交感神经的开关能快速开启，可以尽快入眠。

皮肤的新陈代谢通畅，代谢废物不易沉积，皱纹和皮肤松弛的现象也较少。再通过温暖身体的方法，身体会变得更光鲜亮丽。

勾选2个以下的人

推荐度

你属于偏凉体质

你属于对自己身体过分自信，认为自己还很年轻，对自我保健不感兴趣的类型。现在冷静下来，回过头来思考下自己的身体，会发现有很多苗头浮现出来，请把勾选的内容，当做身体发出的信号。

现在正是关键时刻通过温暖身体的方法，在未病时，改善气血功能。调节自律神经功能，让身体记住“睁眼轻松起床，闭眼快速入眠”这一规律，维持并增强体质。

勾选3~7个的人

推荐度

★★

你属于寒性体质

你属于看上去比实际年龄大，却不知该如何改善的类型。你是否每天都感到不舒服呢？ 你是否认为即使身体不舒服也不算多大的事？ 如果一直坚持这种想法放任不管的话，很可能会生病。

把温暖身体法当做习惯，提升全身的代谢循环，促进血液循环。增强免疫力，唤醒自然自愈力，身体内部也会发生改变。配合身体各种不调做对应护理会起到效果的。

勾选8个以上的人

推荐度

★★★

四个温经暖络动作改善身体虚寒

丹田提升生命力＋前后双面温暖热敷

下腹部的丹田，被称为生命之源，是人体重要的部位。温暖丹田，激活全身气血。另外，位于身体前面中央的任脉和背面中央的督脉，这两条经络可以调节十二经络，促进全身气血循环。脊柱部位还有自律神经和调节女性荷尔蒙的重要经络，对保持年轻十分重要。以身体前后组合的形式温暖热敷，可以起到从根本上改变虚寒体质的效果。

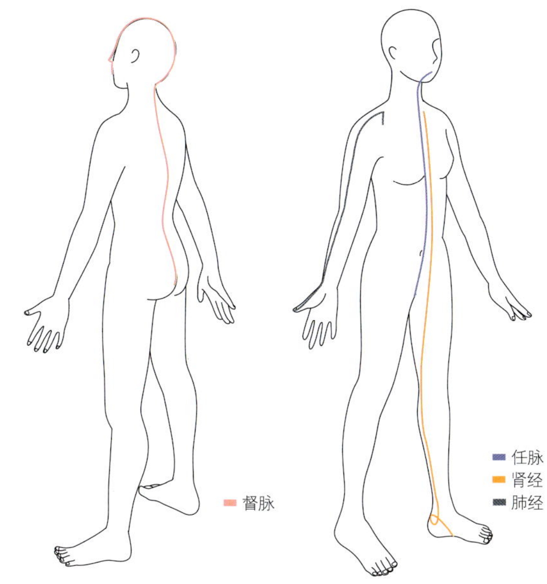

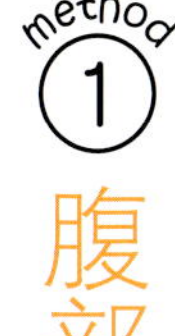

双手握住宝特瓶，瓶身中部抵住位于肚脐往下4根手指位置的丹田和左右两侧的腹股沟部位，并温暖热敷。上下小频率地振动按摩，效果更好。温暖抚擦可以驱寒，使全身活性化。

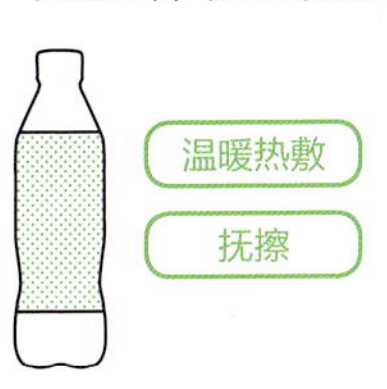

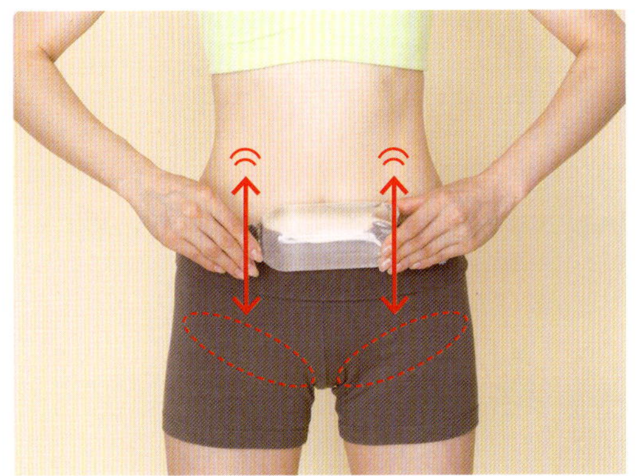

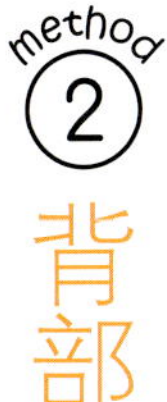

同样使用瓶身中部上下反复按摩背部到臀部。尽可能从背部到臀部大范围地按摩。

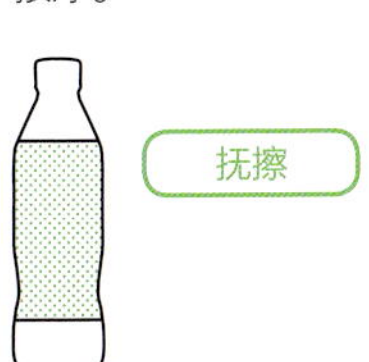

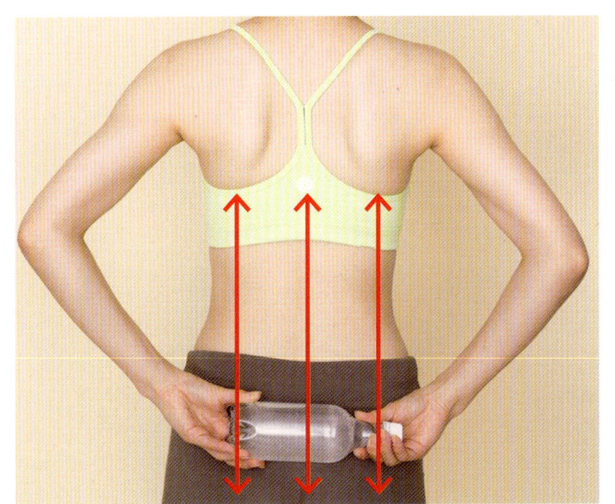

温暖手足，按压特效穴，肾经、肺经也一起温暖

手的8个手蹼、脚的8个脚蹼有驱寒、调整自律神经功能的特别穴位。按摩这个部位有强烈痛感的人，相当于寒性体质的预备军，一定要充分地进行温暖热敷。另外，将与增强生命力，抗衰老对应的肾经和与气息循环、免疫系统相关的肺经组合配套来进行温暖热敷，效果最好。

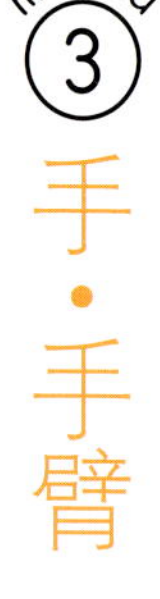

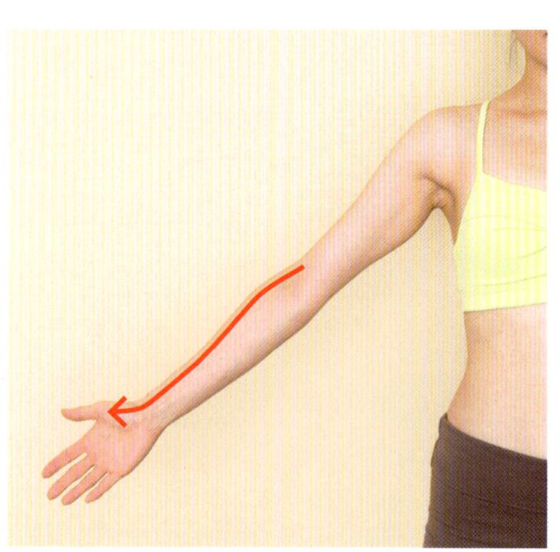

用宝特瓶的瓶身中部，从手臂内侧的手肘部位朝手腕、大拇指的方向抚擦。左右手都要做。

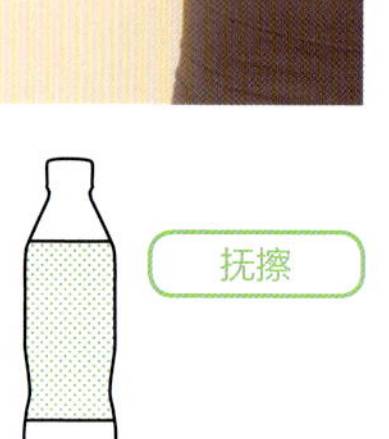

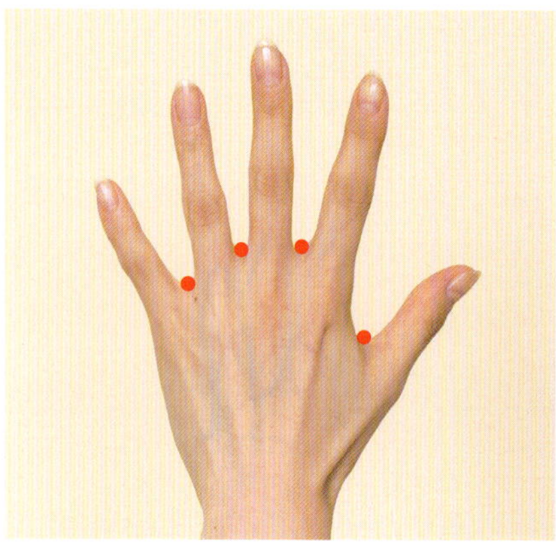

用宝特瓶的底部突起部分，按压双手8个手蹼的位置。

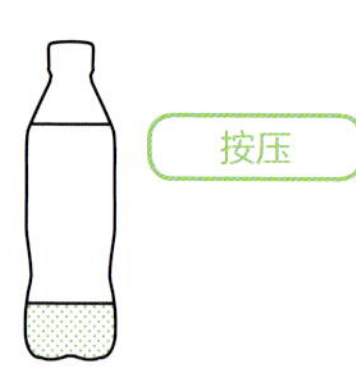

method 4

足

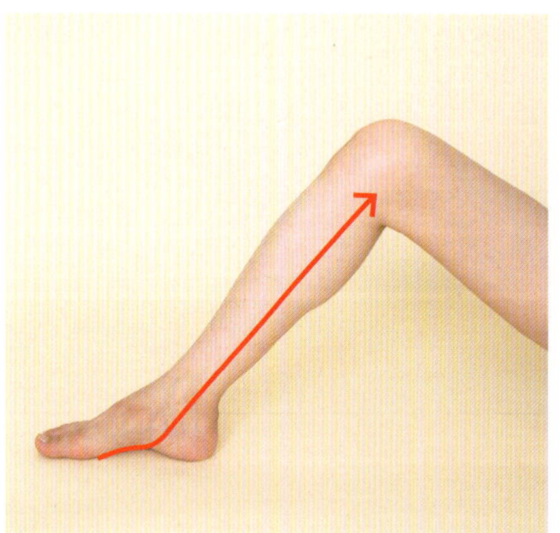

用宝特瓶的瓶身中部，从脚底，经内脚踝，最后到膝盖内侧，从下往上抚擦。左右腿都要做。

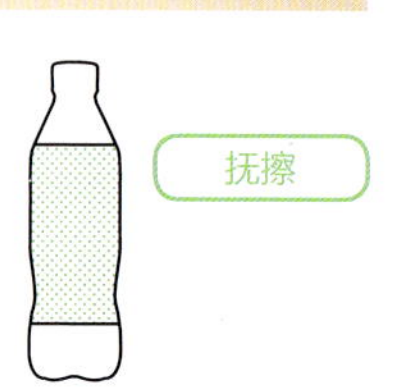

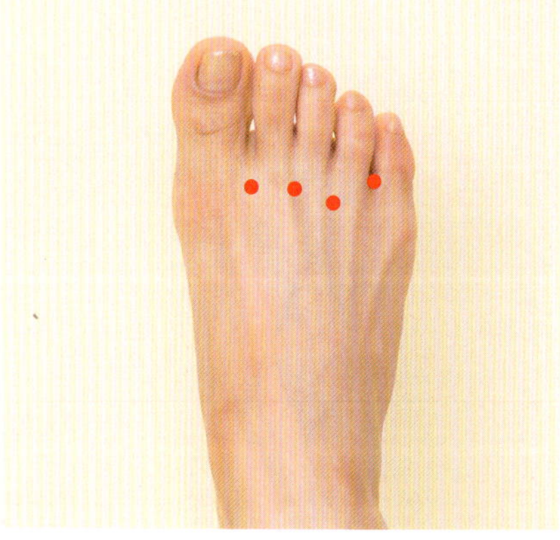

用宝特瓶的底部突起部分，按压双脚8个脚蹼的位置。

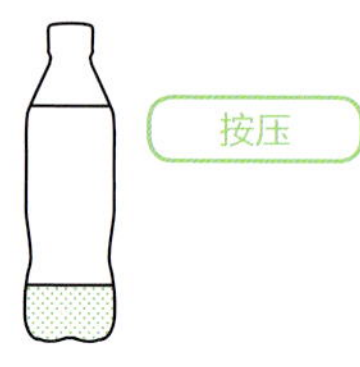

PART 3

塑造美丽
温水瓶经络按摩法

“美”是女性永恒的主题，为了美丽成为每天进行热身运动

和对在意的部位通过温水瓶按摩法的长久动力。

开始解决各种美容烦恼前，先提升全脸代谢，效果倍增

面部美容暖身操

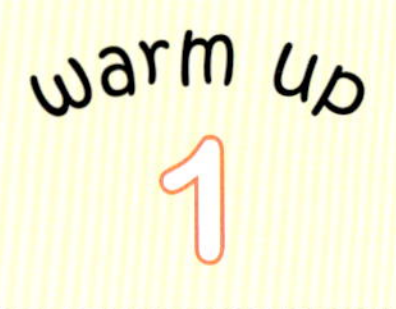

刺激耳部穴位的耳部伸展操，加强全身的代谢循环吧

耳朵较硬、弯曲困难的人，是代谢循环差的证据。平时养成拉伸耳朵的习惯即可。一定两只耳朵都要做。

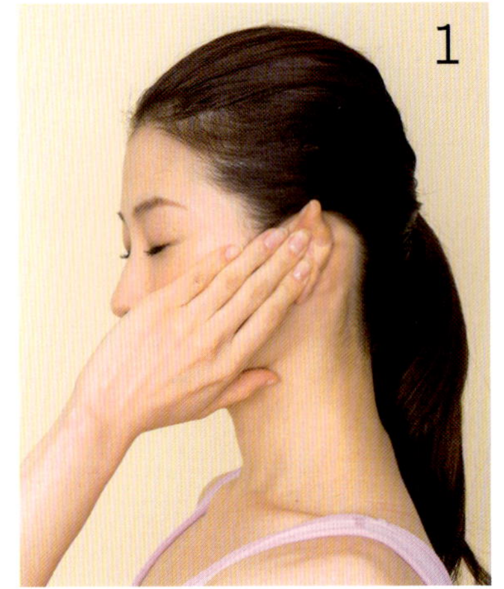

耳朵往前倒。

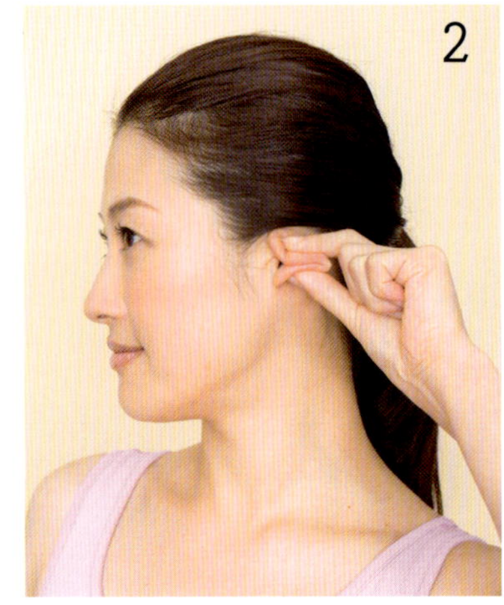

耳朵上下对折。

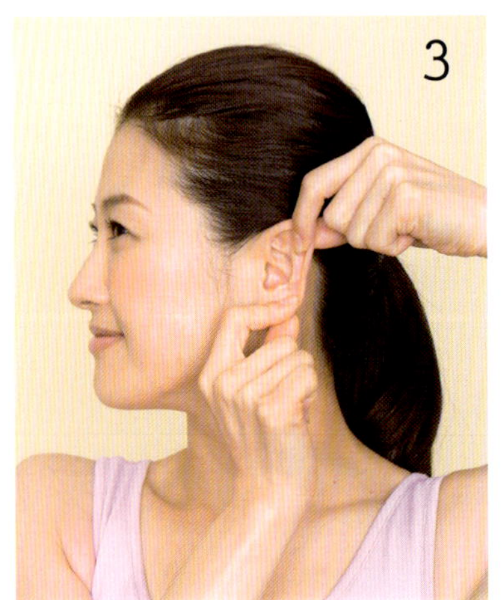

双手扯住耳朵的上面和下面，最大限度拉伸。

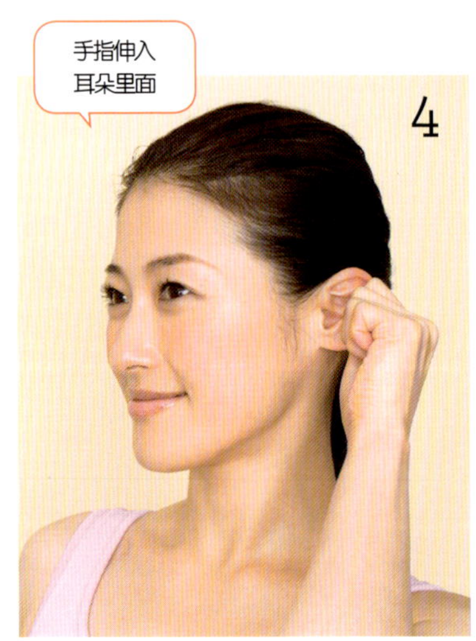

捏住耳朵转动。

耳朵是倒立的“胎儿”

仔细观察耳朵，与在母亲体内的胎儿外形非常相似。耳垂周围是头部和面部，耳朵四周是背骨，耳朵里面是内脏，并且有对应全身的反射区和穴位。１９世纪５０年代末，一位名叫保罗•罗杰的法国人，利用刺激耳朵的穴位治好了各种病症，确立了“耳穴疗法”。细致周到的按摩法，可以提高全身的代谢循环，还有抗衰老的效果。

女性永恒的主题是保持“美丽”，
其中面部是非常重要的关键点。
耳部拉伸和温暖热敷耳朵、颈部、锁骨，可以促进面部血液循环。

warm up 2

温暖热敷耳朵、颈部、锁骨，使代谢废物流通无阻。一起来准备做脸部按摩吧

将宝特瓶抵住耳朵、颈部、锁骨3个部位，正好与打电话的感觉一样，热敷10s左右。

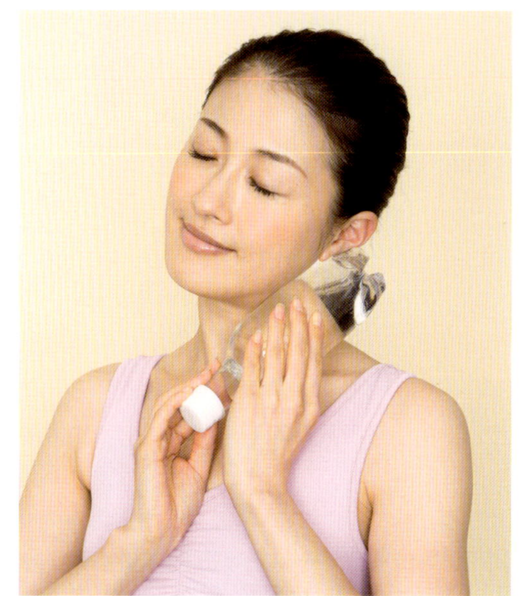

掌握面部血液循环关键的经络和淋巴进行温暖热敷。促进代谢废物的流通，增加肌肤的透明感。左右两侧都要做。

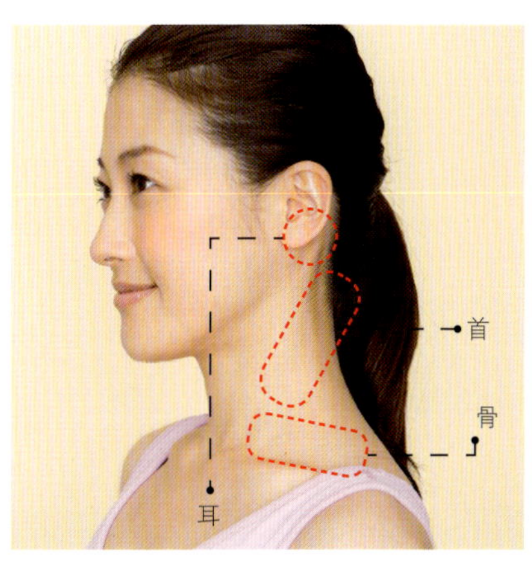

耳朵周围有很多淋巴结，颈部有大动脉、静脉、神经和淋巴流经。并且，锁骨的凹陷处是最大的代谢废物回收垃圾箱。

必须排出聚集的代谢废物

从下一页开始介绍的面部按摩法中，以消除面部松弛和双下巴为目标，在耳朵周围进行按压、上提抚擦的动作。但是，将代谢废物聚集在耳部不处理的话，则达不到预期效果。要有意识地将代谢废物回收到耳朵周围的淋巴结处，或者排到锁骨的垃圾回收站。在暖身操阶段，先温暖耳部，促进代谢废物的排泄，可以提高按摩效果。

谁都憧憬精致的下巴线和脖子线条

瘦小脸

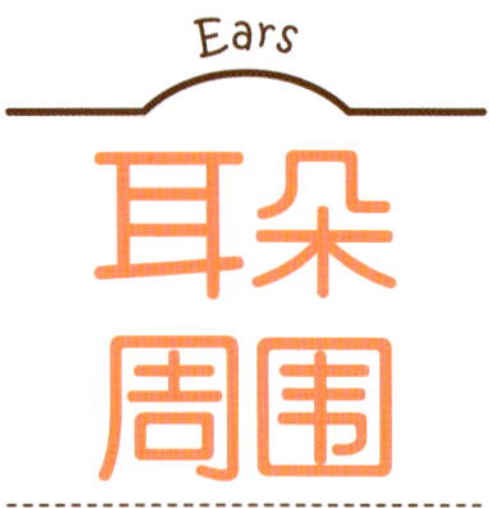

促进整个脸的血液循环。

温暖热敷耳朵前面的穴位和淋巴

将宝特瓶中部抵住耳朵前面按压。在这部位，有调节皮肤紧致状态的重要经络和血管，还有造成脸部浮肿、回收代谢废物等重要作用的淋巴结。左右耳朵都要做。

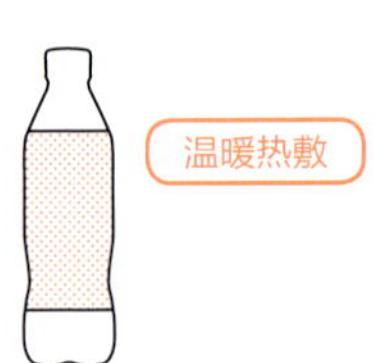

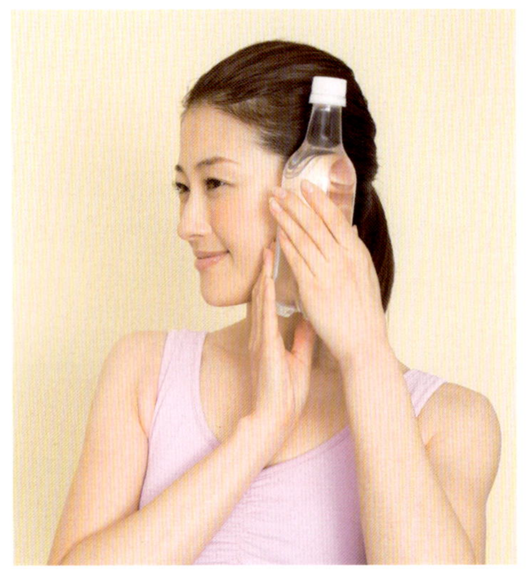

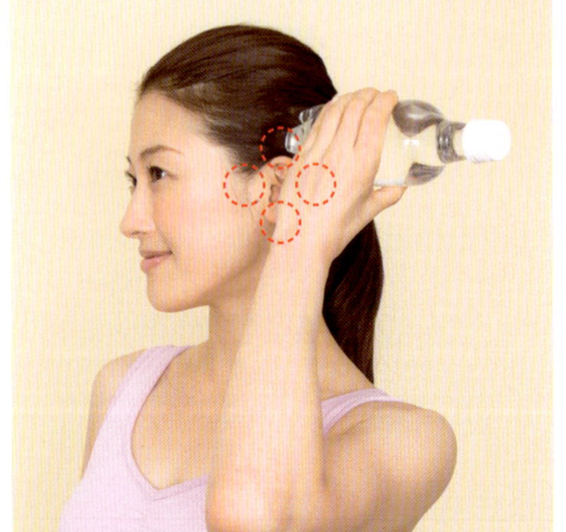

按压耳朵周围，达到紧致皮肤的效果

用宝特瓶的底部，来回按压耳朵前面、上面、后面和下面这四个位置。特别是耳朵下面的筋脉僵硬的话，脖子就会显得粗大，需来回按压，松筋活络。

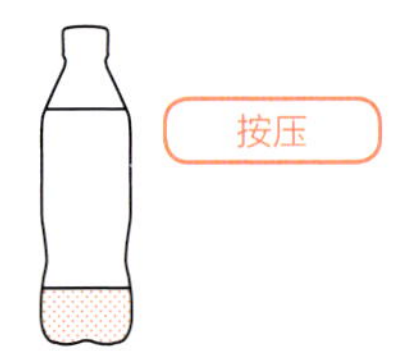

加上颈部的拉伸运动更能瘦小脸 & 显年轻

颈部僵硬容易形成皱纹，显老。尝试配合着做①~④颈部的简单拉伸运动。①抬下巴，眼睛看天花板，拉伸颈部；②保持这个状态，反复做“i”“u”发音；③舌头发出“bei”的音，左右移动；④舌头发出“bei”的音后，舌头卷曲起往喉咙收。每天尝试做一次即可。特别推荐是在泡澡后，全身血液循环畅通时做。

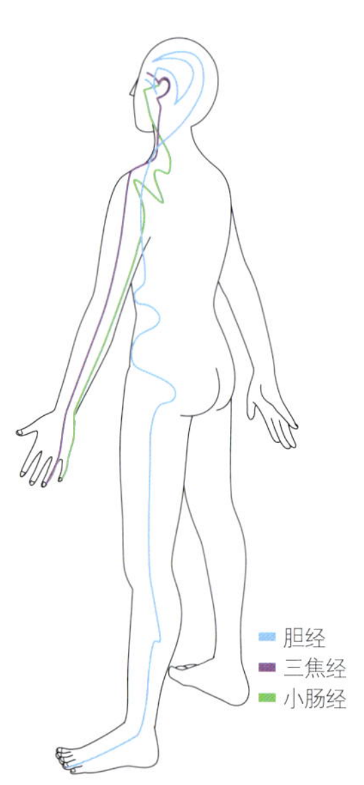

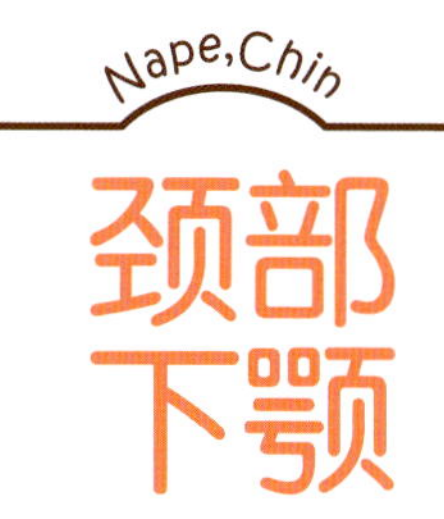

来消除脸部浮肿吧

小脸的大敌，消除浮肿

用宝特瓶中部，从耳朵下面到锁骨部位，一边慢慢地热敷，一边抚擦。脖子稍微倾斜，拉直后更方便按摩。抚擦到锁骨处后，稍微停下来，热敷此处。

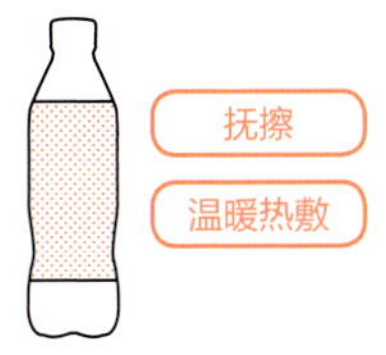

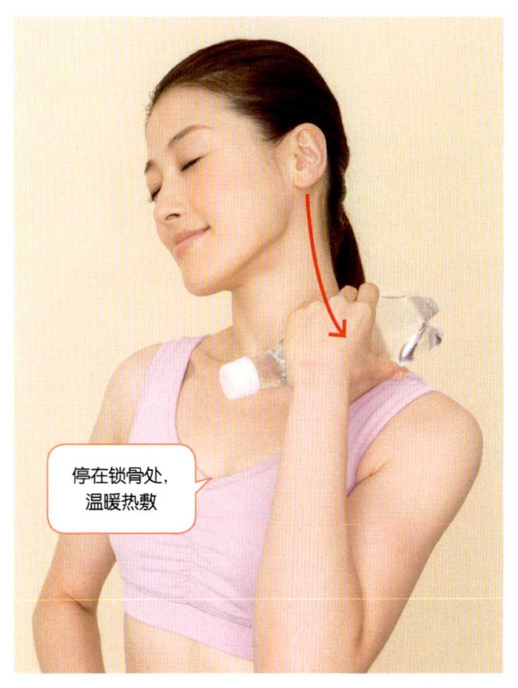

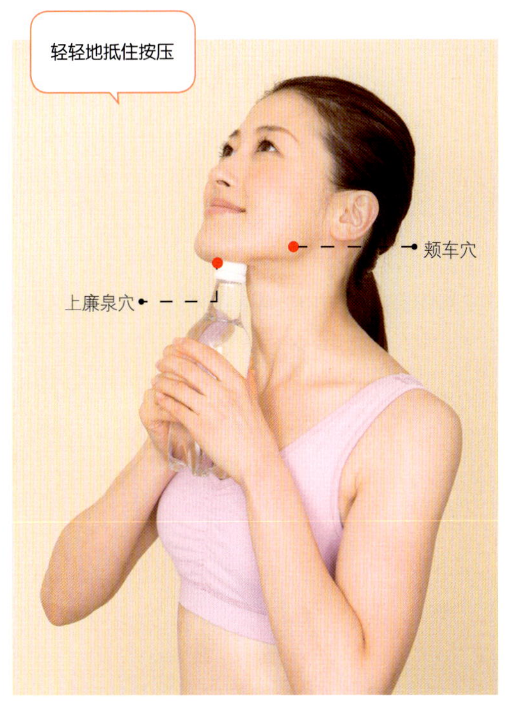

按压瘦小脸的穴位

用宝特瓶的瓶盖抵住下颚处的两个穴位处并按压。一个是上廉泉穴，它位于下颚直下的凹处部位；另一个是颊车穴，它位于耳朵下面下颚拐角（颚骨）一厘米内侧的凹处，牙齿咀嚼食物时，中间筋脉会变硬。将温水瓶的温度传递到穴位，每10s，轻轻地来回按压。

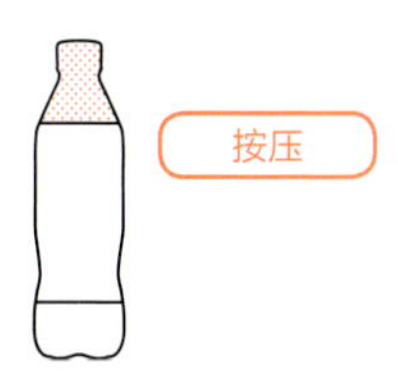

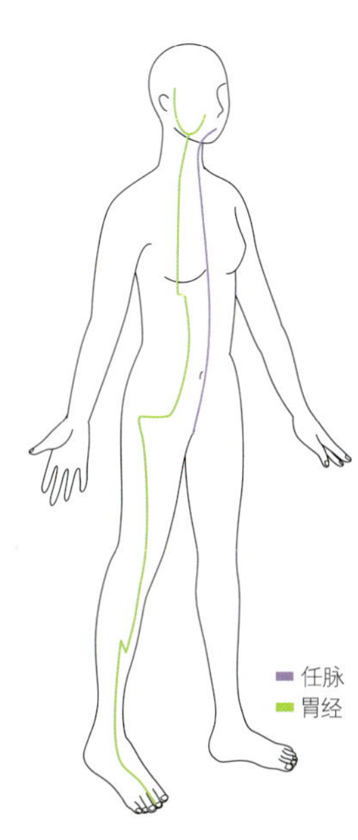

击退脸部浮肿的菜单

含钾元素多的食品，有助于水分的排泄。例如，早晨的香蕉就是这类食品之一。有搅拌机的人，可以花点时间制作消除浮肿的果昔：香蕉、苹果、菠菜、白芝麻（黑芝麻或者生芝麻都可）等混合搅拌，调整水分，加入牛奶，如果觉得难以下咽的话，可以加些蜂蜜。

面部下垂、皱纹对策

紧致面部肌肤、改善细纹、法令纹

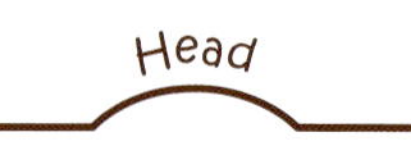

头部

连接面部的头皮按摩，改善整个脸部的血液循环

按摩整个头皮

头皮变硬，面部的张力就会变差。首先，使用瓶底，从发际线到脖子，按压头的中心。同样地，从左右两边的鬓角到后颈抚擦。在同样的地方，一段段地抚擦。

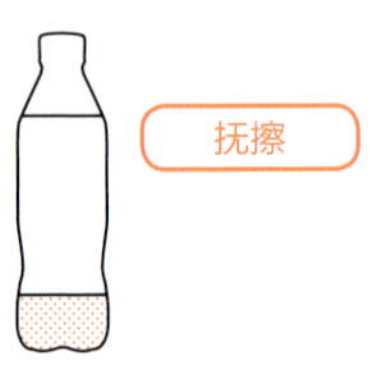

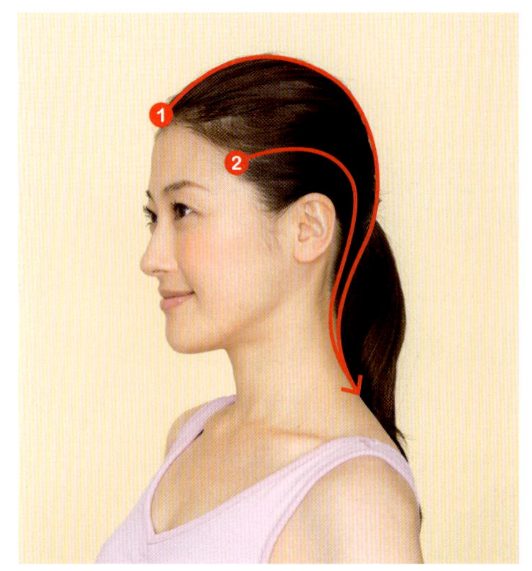

将松弛的皮肤往上提拉

从鬓角到侧头部向上提拉

将宝特瓶的瓶底抵住鬓角10s，首先温暖热敷。然后，从鬓角慢慢地经过耳朵上面到达斜上方，一边按压一边向上抚擦。左右两边各做4次。

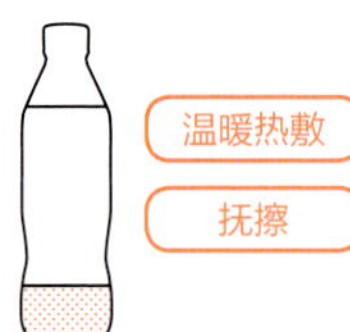

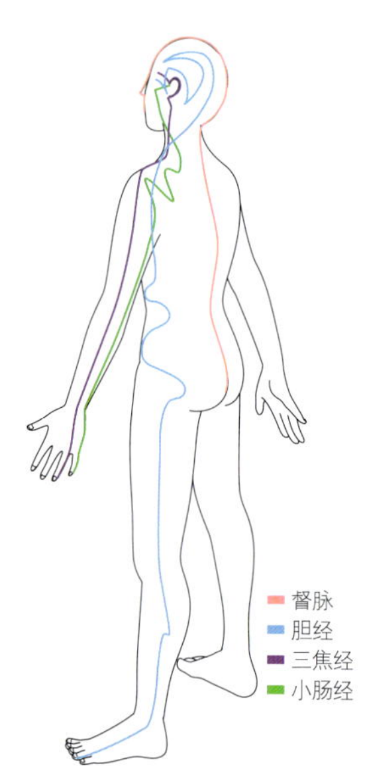

简单易行的表情肌肉练习

脸上有30多种表情肌肉，平日里一般只会使用20％~30％的程度。如果不经常使用，就容易衰竭，造成脸部下垂，长皱纹。每天，大幅度地做以下“a”“i”“u”“e”“o”锻炼表情肌。“a”：睁大双眼。“i”：紧闭双眼。“u”：紧闭双眼后，感觉朝脸中间挤。“e”：睁大双眼，眼球往左看。“o”：睁大双眼，眼球往右看。

Face

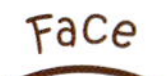

面部

按压对紧致面部肌肤、改善细纹、法令纹起效的穴位

轻轻按压穴位，有温暖的感觉

用宝特瓶的底部突起部分热敷按压下图的4个穴位，分别各做10s。关于各个穴位的功能，请参照下面专栏内容。

按压
温暖热敷

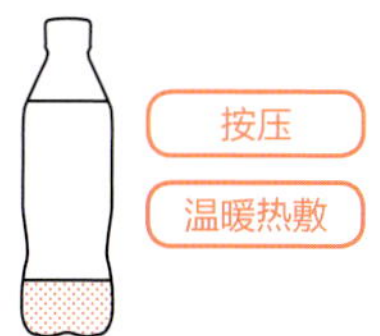

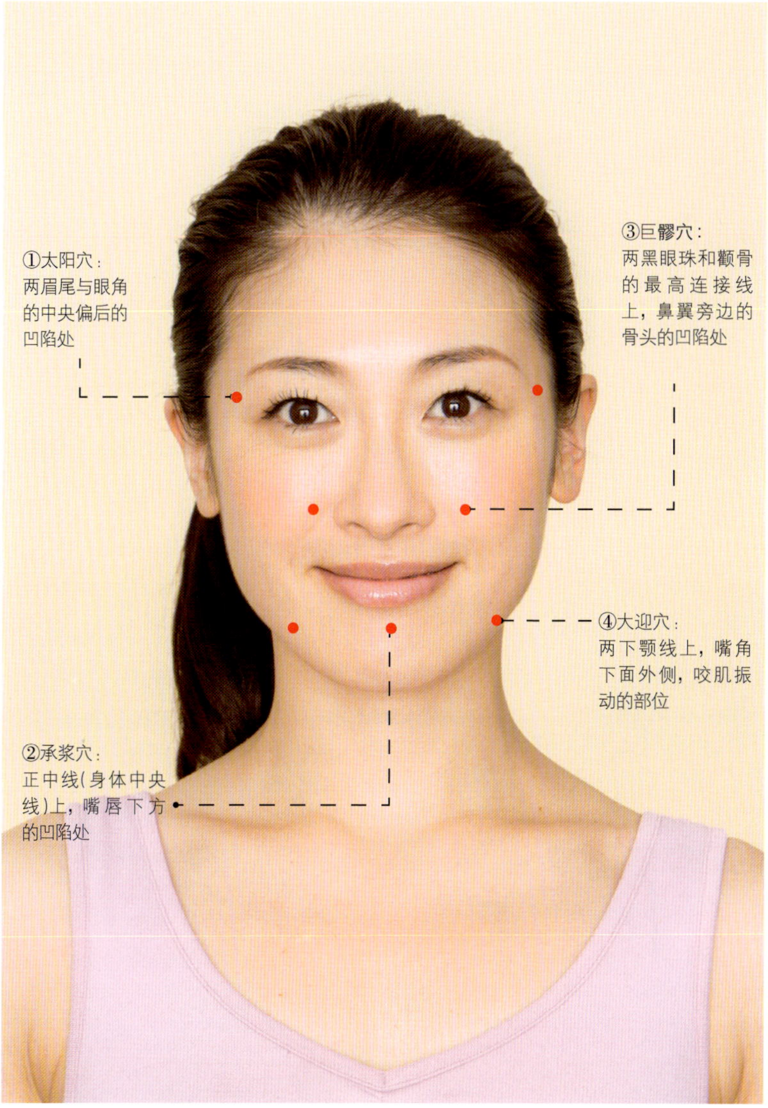

①太阳穴：两眉尾与眼角的中央偏后的凹陷处
③巨髎穴：两黑眼珠和颧骨的最高连接线上，鼻翼旁边的骨头的凹陷处
④大迎穴：两下颚线上，嘴角下面外侧，咬肌振动的部位
②承浆穴：正中线（身体中央线）上，嘴唇下方的凹陷处

面部与美容相关的经络和穴位

①太阳穴：奇穴，对眼角皱纹有效果的穴位。还对眼角疲劳、头痛、牙痛等症状有效果；②承浆穴：任脉上的穴位。调整整个面部和全身平衡的经络；③巨髎穴：胃经上的穴位。与生成气血及循环功能有关，为皮肤提供营养，使皮肤润泽；④大迎穴：胃经上的穴位。在与消化系统关联的经络上，食物平衡差、皮肤上起小疮时按压该穴。对改善整个脸的肤色黯淡、皮肤粗糙、浮肿有效果。

任脉
胃经

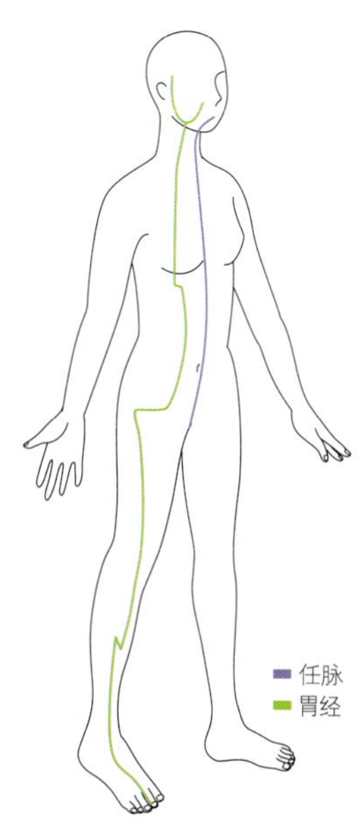

Column

食物的味道和功效

东方医学理论改善饮食生活 之一

五味：酸、苦、甜、辣、咸

东方医学认为，食物具有温暖或冷却人体的功能（称为五种特性，具体参考第58页、59页），不同味道（五味）的食物也具备不同功能。各种食物的味道不同，大致分为酸、苦、甜、辣、咸五种。不同味道能对人体产生不同的作用，同时还对与味道密切相关的脏器、气血及经络产生影响。

在此，将介绍五味将如何影响五脏以及所对应食物的特点，希望能有助于您的日常保健。

前面在东方医学理论教你如何吃出健康之一（第58页）已经介绍了食物的冷热性质，接着在这里要探讨的是食物的五味，以及各自的特殊效用。

到底是哪五类？各自的性质又如何？请看本篇内容就了解啦！

酸味

改善肌肉或内脏紧缩，汗水、鼻涕、小便、腹泻等，能够抑制过多的水分从体内排出，调节肝功能。

含有酸味的食物

柠檬、醋、梅子、葡萄柚、酸奶、番茄

Advice！

美味妙用！

这个时候，这样做就对了！

“想让酒变得好喝”“因为不太会喝酒，不想要宿醉”，有以上这些想法的人，建议在喝酒前先吃点醋拌凉菜。此外，调酒时可加入柠檬，或尽量选择加有柠檬的酒来喝吧！

苦味

有镇热、去除多余水分、解毒等功效。能调节心脏的运作。

含有苦味的食物

苦瓜、蜂斗菜、芦荟、莴苣、巴西里、绿茶、咖啡

Advice！

美味妙用！

这个时候，这样做就对了！

切除莴苣根部时，会流出味苦，发白的汁液。觉得这个苦味好吃时，就有心脏较弱的可能性。而在冲绳料理中不可或缺的苦瓜，它的苦味则有让心脏不因炎热气候变得衰弱的效用。

甜味

具有调节肠胃、补足气血的功效，也能缓和肌肉紧张、腹部等疼痛，能调节脾脏的运作。

含有甜味的食物

米饭、砂糖、牛肉、凤梨、蜂蜜、卷心菜、鲭鱼、南瓜、胡萝卜、鲑鱼

Advice！

美味妙用！

这个时候，这样做就对了！

脾脏容易随着过度思考的情绪受到影响。有什么烦恼或感到心烦的事情时，不自觉地就会变得想吃点甜食，这就表示脾脏变弱。这种时候，不妨吃一口甜的食物，然后深呼吸一下。

辣味

具有让气血变得顺畅的功效，也有促进出汗、抑止疼痛的效果，能调节肺的运作。

含有辣味的食物

大蒜、葱、姜、泡菜、洋葱、紫苏、白萝卜

Advice!

美味妙用！

这个时候，这样做就对了！

辛辣的食物能够让气血循环变好，调节肺的运作。自古流传下来的民俗疗法中，像是稍微有点感冒时喝姜汤等，都是运用辣味改善肺的运作。

咸味

具有滋润干燥，使凝固物软化的效果，能调节肾的运作。

含有咸味的食物

海带、盐、海藻、虾、蛤、乌贼

Advice!

美味妙用！

这个时候，这样做就对了！

在寒冷的地方大多能吃到腌制物之类的咸味食物，虽是为了让食物得以保存，但咸味也有益于肾，让肾脏不再怕冷，维持正常运作。而且还有软化凝固物的作用，推荐早上先来杯“0.9%的盐水”来对付顽固的便秘。

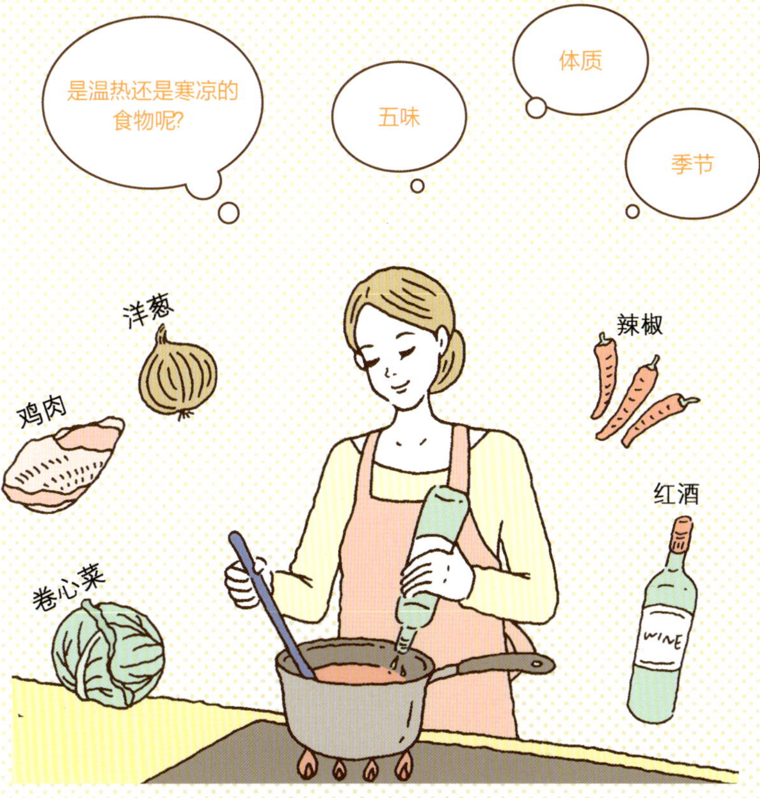

summary

健康饮食新概念 考虑食物所持有的性质，季节，以及体质等进行料理

每天必须摄取“食物”，为了加强健康，首先了解食物所持有的性质是温热性还是寒凉性，与食物所拥有的味道（五味）是很重要的事情。再来就是，配合季节变化，补充优质食物，或考虑体质等，均衡饮食，最后是保持愉快的心情用餐了！

温暖穴位、按压穴位、往中间聚拢的锻炼三步骤

丰胸

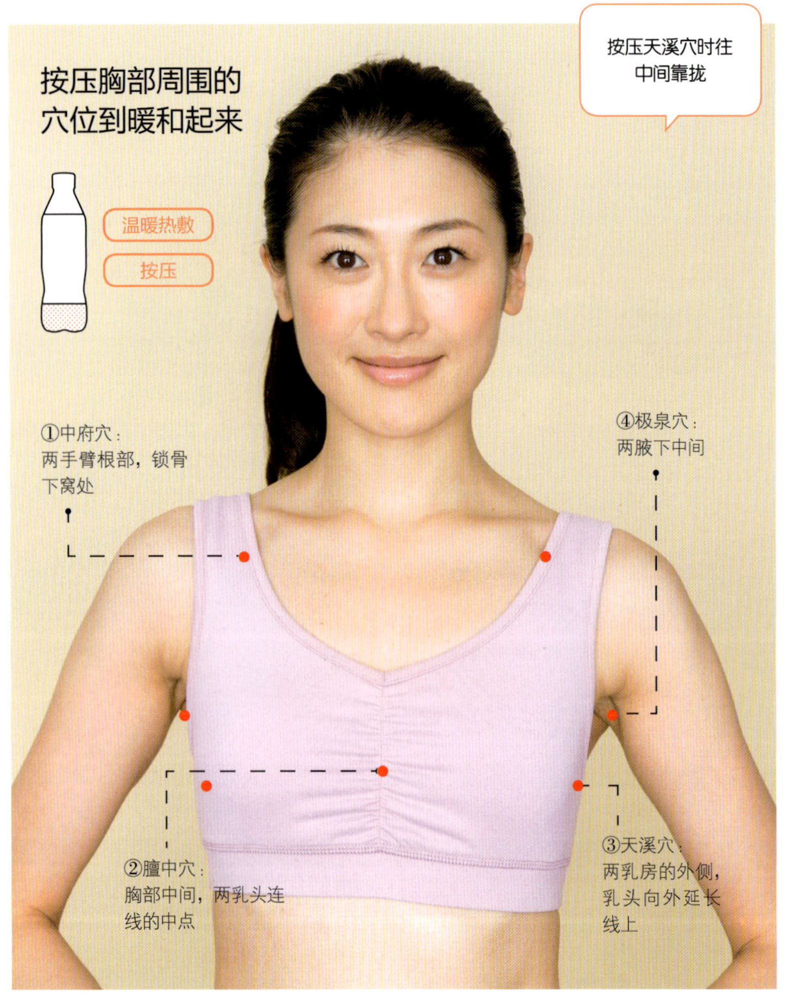

Chest

胸部周围

温暖穴位后按压，将肉抚擦往中间聚拢

用宝特瓶底部突起的部位热敷按压上图所示的4个穴位，每个穴位分别持续10s，可以达到丰胸的效果。各个穴位的功能请参照下面的内容。

这些经络和穴位能够达到丰胸的效果

①中府穴：使气在全身循环，保持皮肤的润泽，胸部的弹性和光泽；②膻中穴：生成外形好看的美乳。而且，这个穴位对女性荷尔蒙和精神安定有重要帮助；③天溪穴：产生气血，给乳房提供营养。刺激乳腺，给予乳房弹性，预防下垂；④极泉穴：具有使血液循环全身的作用。紧张压力会体现在极泉穴上，容易累积代谢废物，是造成胸部下垂，两上臂肌肉松弛的原因。

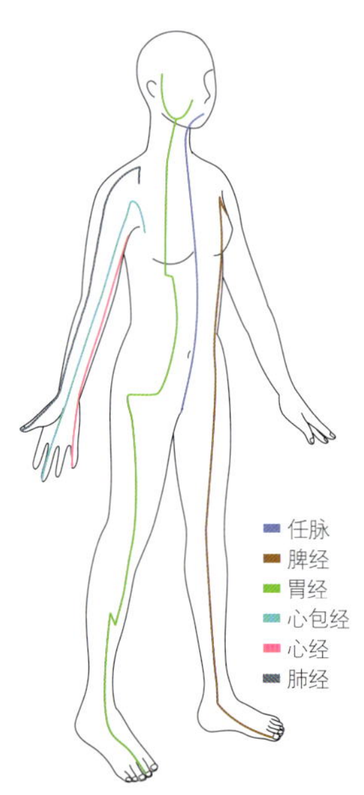

将胸部周围的肉往中间聚拢

①上臂的肉往胸部聚拢；②后背的肉往胸部聚拢；③胃部周围的肉往胸部聚拢，分别用宝特瓶的中部，把肉往中间聚拢抚擦。右图片是为了让人看清楚位置，身体笔直地站立着，但稍微前倾的姿势更容易操作。

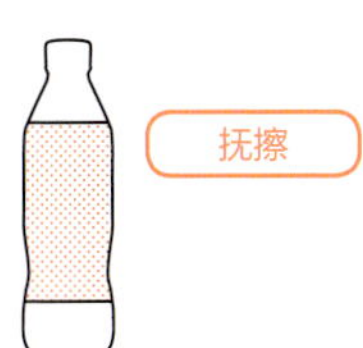

抚擦

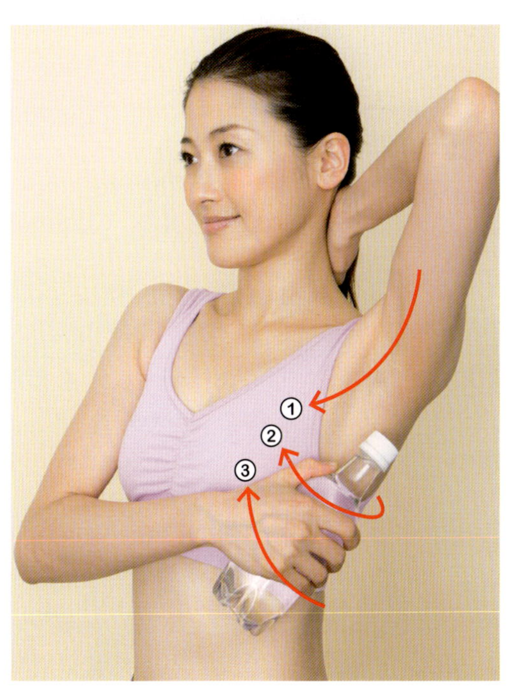

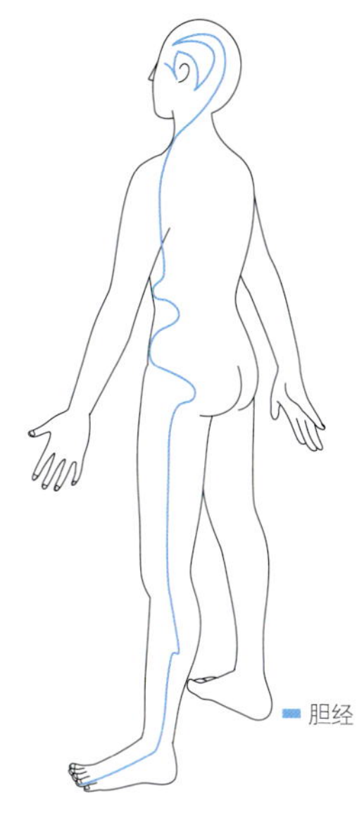

EXERCISE

双手握住宝特瓶练习

1 从胸前往脸部

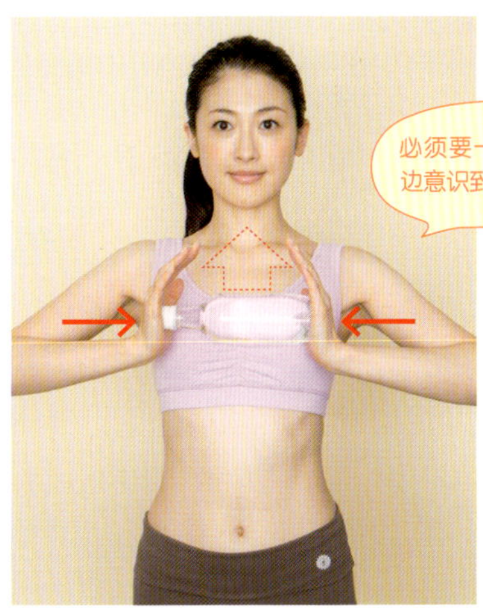

双脚张开与肩膀同宽，用双手夹住宝特瓶的瓶盖与瓶底两端放在胸前。拉伸背部肌肉，一边吐气，保持8 s左右，双手向中间推挤。此时深吸一口气，再用力推挤宝特瓶，将它举到与脸同高，然后吐气，保持8 s左右。

2 从胸前往腹部

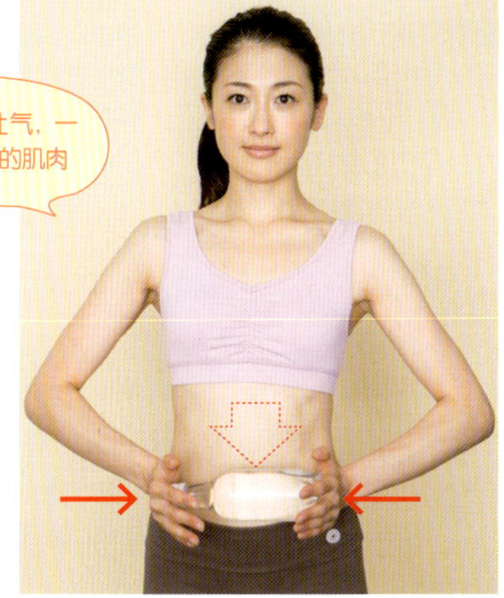

此时深吸一口气，然后做练习1，将宝特瓶举到脸前然后吐气，再回到胸前的位置。接着，用力推挤宝特瓶，双手往下移到腹部位置。在8 s的时间内，缓慢地匀速吐气。要记住，用力时要经常吐气。

消除小腹隆起，恢复纤细的腰部

瘦小腹、瘦腰

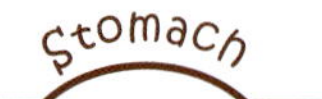

腹部

一边做腹式呼吸，一边温经暖络

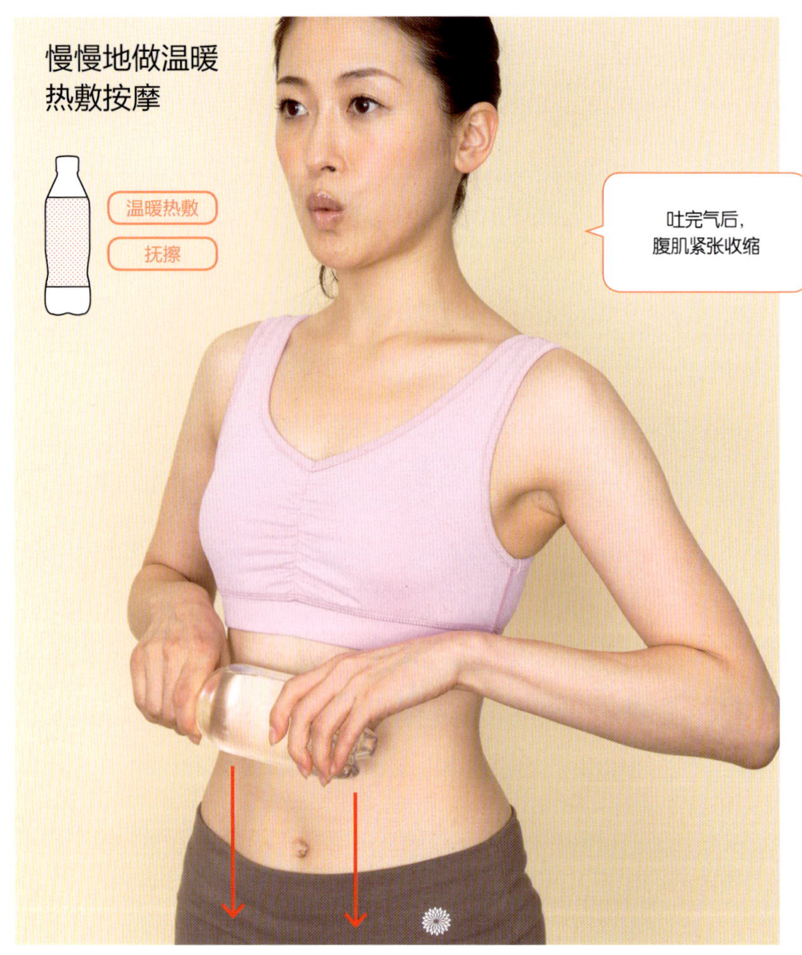

双手握住宝特瓶放到胸口窝的位置，深吸一口气直到腹部鼓起，吸到极限后，一边从上往下抚擦，一边吐气。保持在腹肌紧张收缩的状态下，轻轻呼吸，保持8 s。

温暖腹部的经络，抚擦使脂肪燃烧

温暖腹部，使全身代谢循环变好，抚擦能使内脏活动。并且，深呼吸可以锻炼深层肌肉。还能刺激经过这里的以下五条经络：①任脉：调整全身代谢循环；②肾经：促进分泌荷尔蒙和水分代谢循环，对虚寒怕冷起效；③胃、脾经：促进消化吸收，加快脂肪燃烧；④肝经：促使血液循环，与肌肉也有关系；⑤胆经：关系着腰围的走势，还与消化吸收有关，改善因不良饮食习惯而形成的水桶腰。

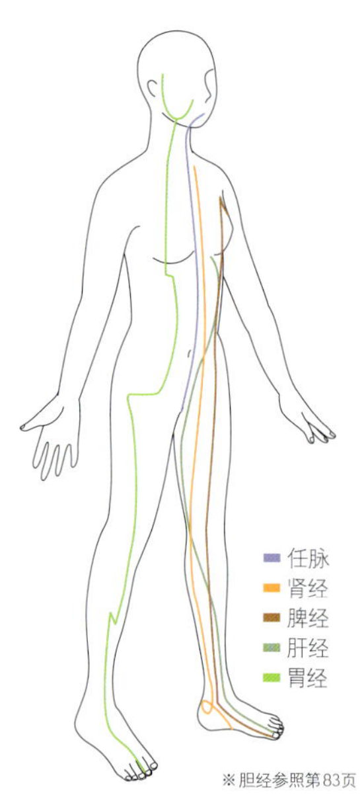

※胆经参照第83页

EXERCISE

结合旋转练习和深呼吸，打造纤细蛮腰

一边做深呼吸，一边扭动腰部

双脚打开与肩膀同宽。双手直立握住宝特瓶，抵住腹部中央。保持这个姿势，双手固定住宝特瓶，身体往左右两侧旋转。宝特瓶在腹部上滑动的要领是，不要忘记是在深呼吸中“呼～”地吐气的时候进行。锻炼深层肌肉。

重点

肌肉练习和做拉伸运动的基本要领是用力过程中或者做身体拉伸时，要一边吐气一边完成。这样可以抑制因突然用力导致血压上升，肌肉松弛。如果做不好的话，可以在转动身体前，用力深吸一口气后，再完成动作。

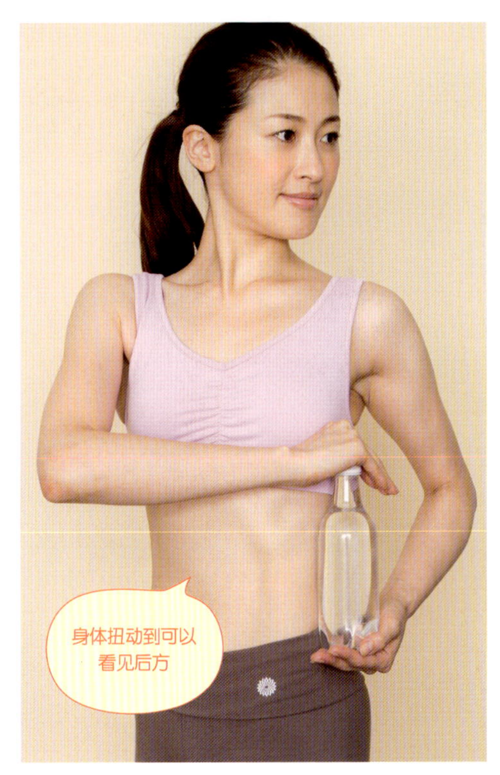

坐着也可以做，消除小腹隆起的练习

宝特瓶贴住后做深呼吸

双手握住宝特瓶的两端，推到肚脐附近抵住后，只要做深呼吸即可。吸气时，确认宝特瓶随腹部一同鼓起。并且，吐气时一边确认宝特瓶后退，一边做呼吸。吐气后，保持腹部凹陷的状态，轻轻呼吸，对腹部内部的肌肉收缩更有效果。

重点

消除小腹隆起的练习是在日常生活中无需勉强就可以做到的。坐下后，腹部容易突出，形成驼背的姿势，而通过这个深呼吸的练习，可以加强腹部力量，拉伸背骨，使内脏功能变好。先温暖腹部，再做深呼吸，能加快全身的代谢循环，效果更佳。

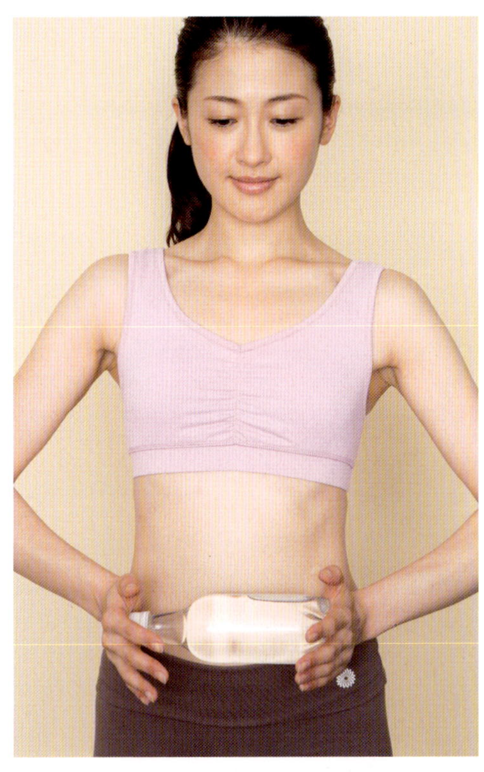

美腿

温暖热敷流经腹股沟部位的经络、血管和淋巴
温暖热敷
抚擦

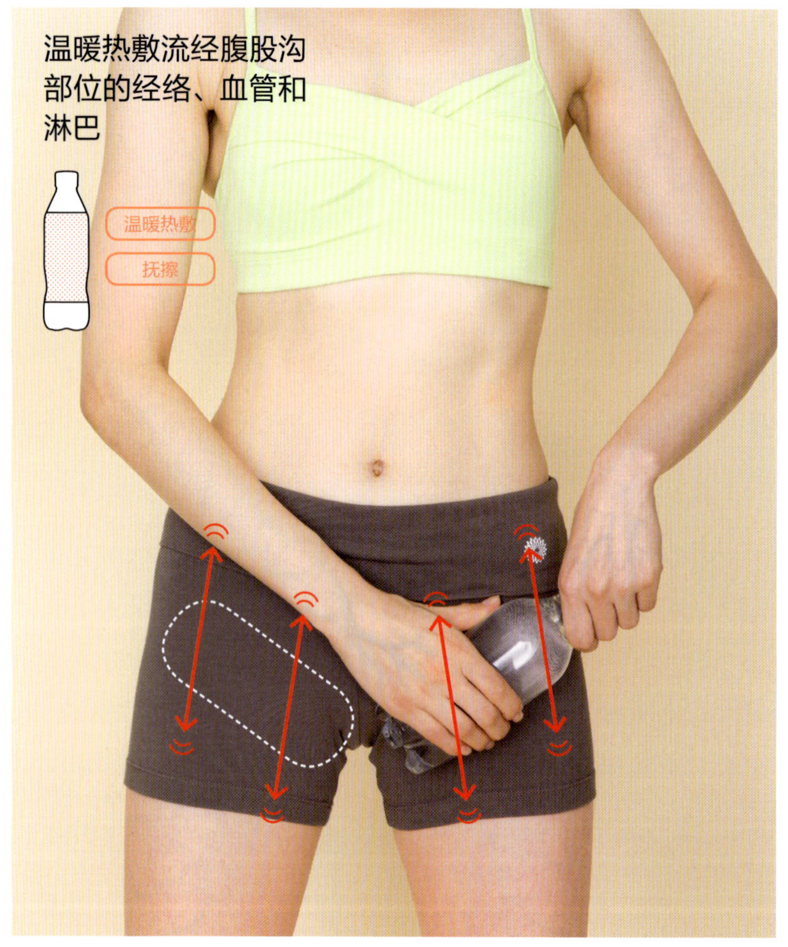

将温热的宝特瓶瓶身压在腹股沟部位，然后小幅度上下转动瓶身按摩，左右两侧均如此操作。

Legs

腿部（腹股沟部位）

掌握整个下半身血液循环的关键的腹股沟部位护理

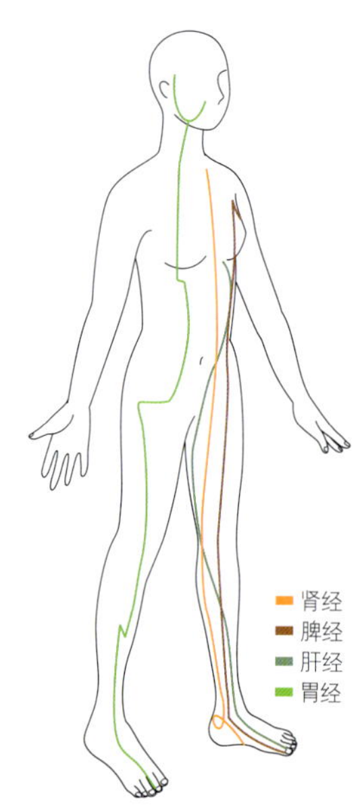

非常简单！坐着打造美脚

很少有时间去做按摩的人，只需要在坐着的时候，两膝夹住温水瓶即可。为了不让宝特瓶掉下来，要用两条大腿的内侧用力夹紧。自然地拉伸背肌，身形姿势也会变好，推荐给经常在办公桌前工作的人。这动作自然地也会使用到腹肌，对小腹隆起也很奏效。在膝盖内侧，对虚寒怕冷、浮肿、全身代谢循环起作用的穴位比较密集。护理过程中，也要同时温暖这些穴位。

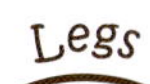

腿部（膝盖窝·足底）

消除腿部浮肿吧

坐在椅子上，膝盖窝里夹着宝特瓶前后晃动

如右图所示，膝盖窝里夹着宝特瓶，脚前后晃动，刺激膀胱经和膝下的淋巴结。双脚放松，完成动作。

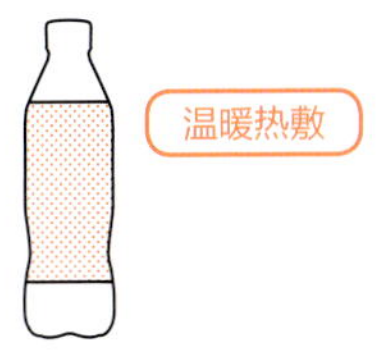

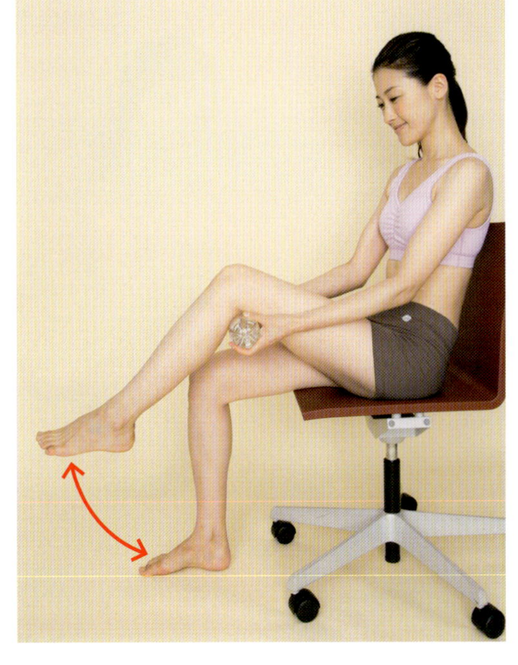

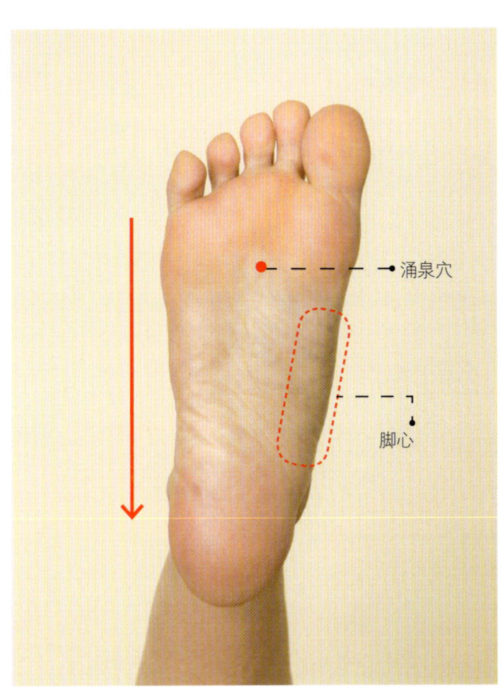

一天的疲劳通过经络一点点流到足底

用宝特瓶的瓶底抵住足底，从脚趾向脚后跟方向抚擦。特别仔细地抚擦容易累积疲劳的脚心和肾经上的起源部位，对浮肿和全身疲劳起作用的涌泉穴（脚趾向内弯曲出现的凹陷处的中央）。

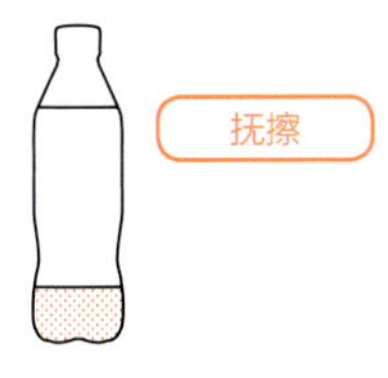
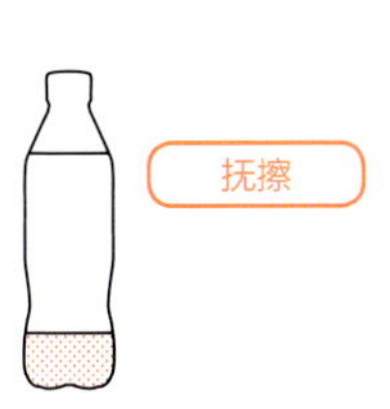

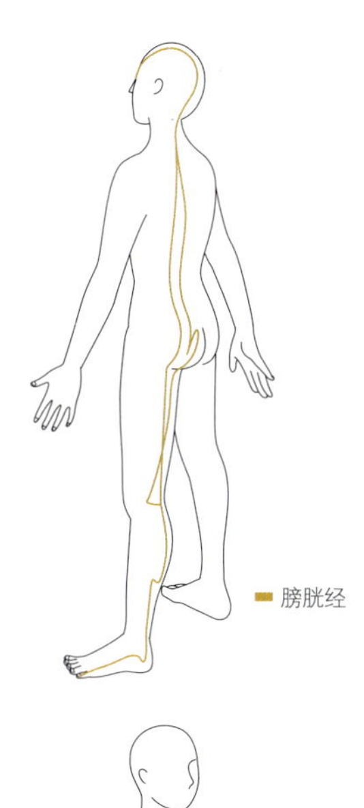

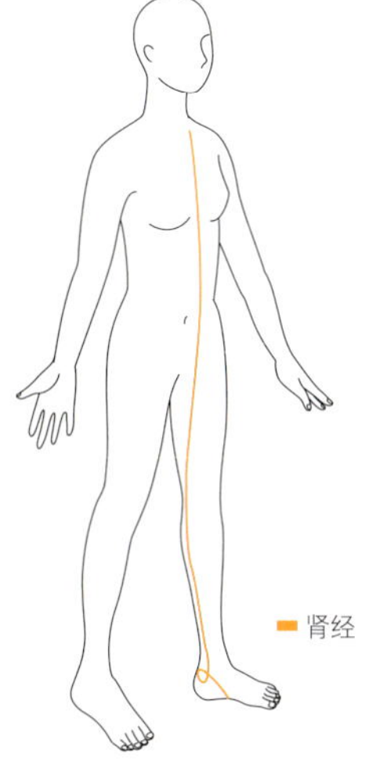

脚部浮肿的原因和应对方法

脚肿的原因有工作中长时间持续同样的姿势、运动不足、受凉、身上穿着紧身内衣、穿高跟鞋等，导致脚部血液循环变差，代谢废物沉积后无法排泄出去。还有，生活习惯的紊乱引起自律神经不平衡，更严重的情况下，会出现肾功能下降，下肢静脉瘤等。起因虽然各有不同，但共同的应对方法是“改善脚部血液循环，不沉积代谢废物”，因此使用温水瓶经络按摩法是最合适的方法。

Legs

腿部（全体）

利用肌肉泵作用和温经暖络按摩法舒畅美脚

1

以屁股着地，两手抱膝的姿势坐下，脚趾尖向上抬起，脚踝用力，数4 s。

让脚腓紧张起来

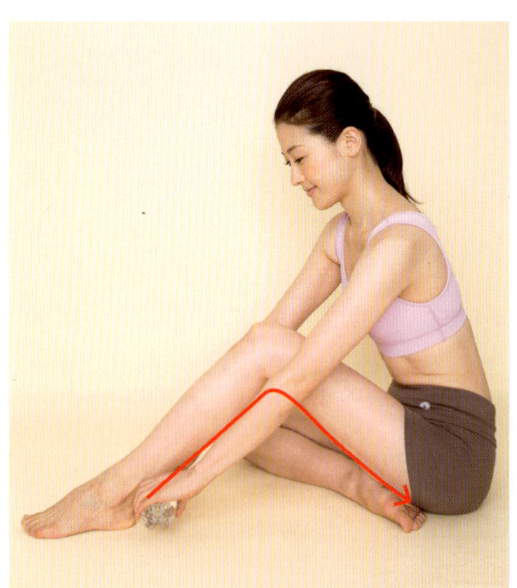

2

脚趾尖着地后放松。让这块肌肉不断施力、放松地反复动作，通过“肌肉泵作用”，使血液回流至心脏。然后，在肌肉松弛时，用宝特瓶的中部，从阿基里斯腱朝大腿根部，通过膝窝往上抚擦。之后，如下图所示，变换向上抚擦的位置反复操作。

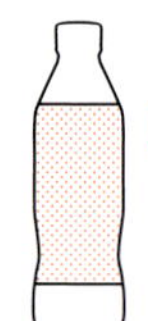

抚擦

反复利用肌肉泵作用和温经暖络按摩法

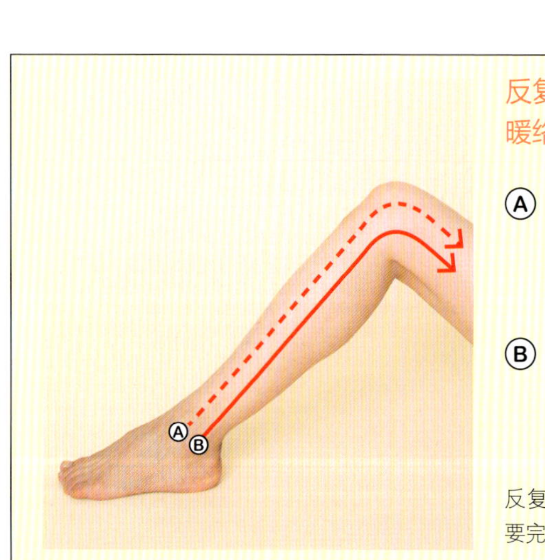

Ⓐ 完成1动作后返回到2时，从内脚踝，经腿的内侧到达腿的根部，向上抚擦。

Ⓑ 完成1动作后返回到2时，从外脚踝，经腿的外侧到达腿的根部，向上抚擦。

反复操作这3个动作，左右脚都要完成。

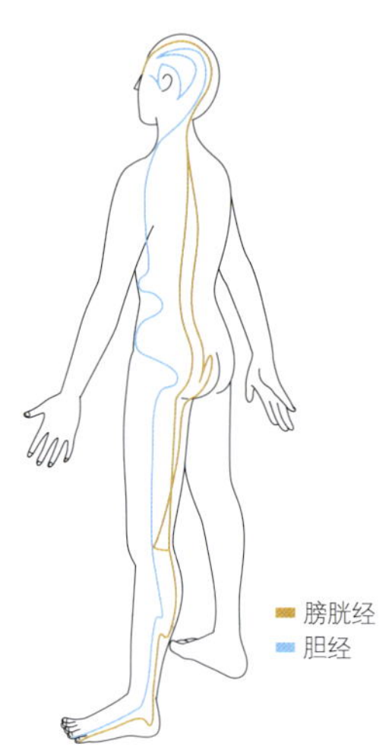

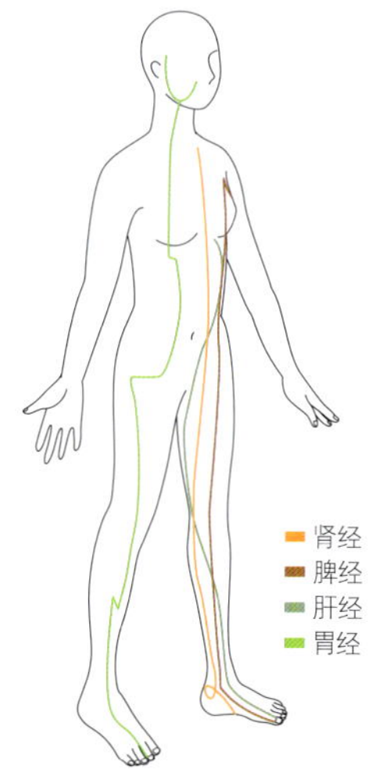

使用温水瓶经络按摩法

健康生活每一天

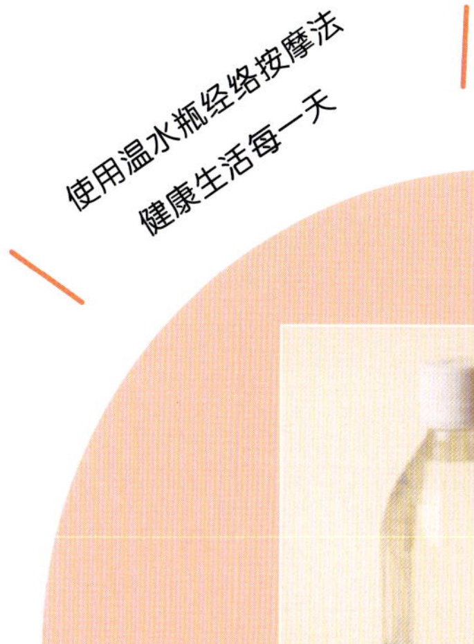

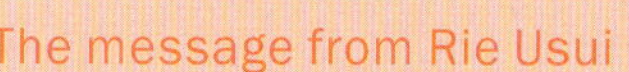

Epilogue

结语

我的梦想是以“自己守护自己的健康”为理念，将我提出来的自我保健方法从日本传播到世界各地。希望透过自我保健，让更多的人都可以达到身心健康，这是让我感到十分高兴的事。

本来自己的身体状态自己应该最了解不过了。自己一个人就能做到早期保健。虽然知道这些道理，却总是没有行动。为什么？因为太忙、太麻烦，或是因为操作太难等等。总会说出五花八门的理由。但是，几乎所有人每天都在做着“刷牙”“洗脸”“洗澡”这些事。本书介绍的使用温水瓶的自我保健，希望同样也能养成习惯。因此，本书在制作上注重的是简单易行的操作动作，还采用了可以同时做两件事的“同时护理”，轻轻松松就能做到自我保健。另一方面，书中也传授了获得显著效果的方法。

宝特瓶是随处可见的物品。希望越来越多的人看了这本书后，能从现在开始尝试做自我保健。

薄井 理惠

Profile

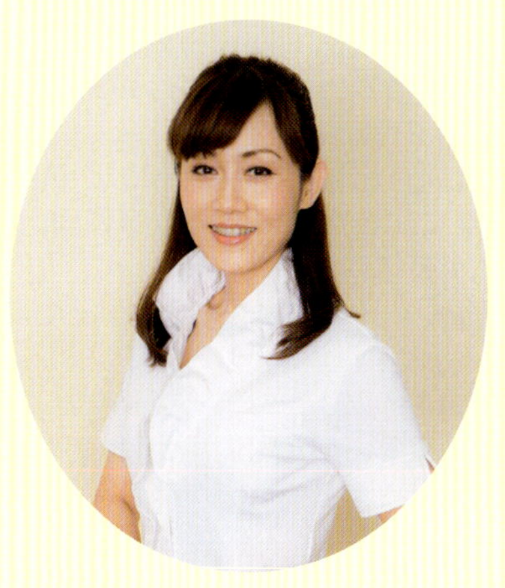

薄井 理惠（USUI RIE）

自幼在身为针灸师的母亲身边当助手，在针灸的环境中成长。高中时期，前往美国斯坦霍普艾摩尔中学（Stanhope Elmore High School）留学，毕业后回国。之后，进入立教女学院短期大学就读，并于在校期间进入日本针灸理疗专门学校就读。1992年，曾拜松下幸之助先生的针灸医师黑田嘉孝先生为师，之后学习了15年的经络治疗（脉状诊）。1994年取得针灸师国家资格证，并创立了薄井针灸诊所，开始了针灸师的职业生涯。1996年在冬季医疗专门学校的教师培养科取得教师证，开始培育针灸专业人才，具有15年讲师经历。

2010年，RIE针灸院及自然疗愈园地（Natural Healing Place）开院。在日常的诊疗过程中，针对女性疾病为焦点，着力于抗老护理。为了东日本大地震中受灾群众，正式开始了以健康方面为首的支援活动，2011年12月，以普及自我保健为目标，创立了一般社团法人日本经络自我保健协会。从那以后，作为东北复兴支援的一环，以受灾者为对象，持续进行了免费的自我保健讲习会等志愿者活动，在此期间，为了更快捷地达到健康美容的效果，提出了利用温水瓶的经络按摩法方案。另外，活用了在留学经验中获得的语言能力和人脉，以纽约为首，围绕亚洲各国研究自然疗愈，对治疗有很大的帮助。

著作《自然疗愈Beauty只要简单的“抚擦”护理，打造美肌、瘦小脸、纤细身材》（阪急通信）出版后，被翻译成中文在台湾出版发行，此外，还有很多著作。

一般社团法人日本经络自我保健协会

www.k-raku.org

内 容 提 要

在东方医学上，有一种理念叫“治未病”。它是指在身体刚刚开始感觉到不适，但是还没有达到需要就医的程度时，作为“未病”状态进行治疗。作者以“治未病”为理念，积累了 19 年的临床经验，坚信通过日常的按摩来调节经络中气血的运行，就能改善身体的不适症状。本书通过介绍使用温水瓶进行按摩来帮助读者缓解身体不适，另外指导读者如何用温水瓶进行按摩来达到一定美容效果。

北京市版权局著作权合同登记号：图字 01-2015-8327 号
本书通过北京水木双清文化传播有限责任公司代理，经日本株式会社 KADOKAWA 授权出版中文简体字版本。
KIMOCHI II! KIREI NI KIKU! ON PET BOTTLE KEIRAKU MASSAGE

First published in Japan in 2013 by KADOKAWA CORPORATION, Tokyo.
Simplified Chinese translation rights arranged with KADOKAWA CORPORATION , Tokyo through BeijingGW Culture Communications Co., Ltd.

图书在版编目（C I P）数据

温水瓶经络按摩法 /（日）薄井理惠著 ； 鞠向超译
. -- 北京 ： 中国水利水电出版社, 2017.3
ISBN 978-7-5170-5183-1

Ⅰ. ①温… Ⅱ. ①薄… ②鞠… Ⅲ. ①经络－按摩疗法(中医) Ⅳ. ①R244.1

中国版本图书馆CIP数据核字(2017)第027442号

策划编辑：杨庆川　　责任编辑：邓建梅　　封面设计：郭立丹

书　　名	温水瓶经络按摩法 WENSHUIPING JINGLUO ANMO FA
作　　者	【日】薄井 理惠　著　　鞠向超　译
出版发行	中国水利水电出版社 （北京市海淀区玉渊潭南路 1 号 D 座　100038） 网　址：www.waterpub.com.cn E-mail：mchannel@263.net（万水） sales@waterpub.com.cn 电　话：(010) 68367658（营销中心）、82562819（万水）
经　　售	全国各地新华书店和相关出版物销售网点
排　　版	北京万水电子信息有限公司
印　　刷	北京市雅迪彩色印刷有限公司
规　　格	184mm×260mm　16开本　5.75印张　140千字
版　　次	2017 年 3月第 1 版　2017 年3月第 1次印刷
印　　数	0001—5000册
定　　价	39.80元